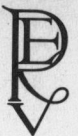

Zu diesem Buch

Dieses Buch erläutert eine Heilmethode, deren Popularität ständig wächst. Diese Entwicklung verdankt die Chiropraktik den guten Resultaten und Heilungserfolgen, die sie erzielt. Der Autor zeigt, wie mit Chiropraktik eine Vielzahl physischer und psychischer Beschwerden behoben werden kann: Rückenschmerzen, Kopfschmerzen, Migräne, Gelenkschmerzen aller Art, degenerative Probleme, Ischias, Schwangerschaftsprobleme, Sportverletzungen usw. Nicht zuletzt kann die Chiropraktik einen Beitrag zum besseren Umgang mit dem alltäglichen Streß leisten.

Grundgedanke der Chiropraktik als natürliche Heilmethode ist, die natürliche Fähigkeit des menschlichen Körpers, Krankheiten selbständig zu kurieren bzw. sich selbständig gegen Krankheiten zu schützen, durch Behebung von Kommunikationsstörungen innerhalb des Nervensystems zu wecken und zu aktivieren.

Robert J. Blom

Chiropraktik

Die Wirbelsäule als Zentrum
vielfältiger Beschwerden

Aus dem Holländischen von
Henriëtte J. J. Wassink

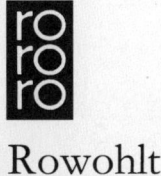

Rowohlt

Deutsche Erstausgabe
Veröffentlicht im Rowohlt Taschenbuch Verlag GmbH,
Reinbek bei Hamburg, Dezember 1990
Redaktion Bernd Gottwald
Die Originalausgabe erschien 1989 unter dem Titel
«Chiropractie, de Derde Geneeswijze»
bei A. J. G. Strengholt's Boeken, Naarden
Copyright © 1989 by A. J. G. Strengholt's Boeken, Naarden
Copyright © 1990 der deutschen Ausgabe
by Rowohlt Taschenbuch Verlag GmbH, Reinbek bei Hamburg
Umschlaggestaltung Manfred Manke
(Illustration: Art & Werbeteam)
Satz aus der Monotype-Garamond von LibroSatz, Kriftel
Gesamtherstellung Clausen & Bosse, Leck
Printed in Germany
980 - ISBN 3 499 18765 5

Inhalt

Einführung

In den vergangenen Jahrhunderten wurde der Erforschung des menschlichen Körpers sowie der Erhaltung der Gesundheit große Aufmerksamkeit gewidmet. Es war die Zeit, in der es für den Menschen noch viel zu entdecken gab, denn der Wissensstand bezogen auf die Vorgänge im menschlichen Körper, um Krankheiten und deren Ursachen war gering. Über die Ursachen von Krankheiten kursierten Fabeln und Gerüchte, und die Quacksalberei hatte Hochkonjunktur. Es ist hier die Rede von der sogenannten Volksmedizin, der Medizin, die von Geistern, Göttern und Dämonen beherrscht wurde. Heute erscheint dieser Teil der Vergangenheit oft lächerlich und die befremdenden Fabeln werden mit einem Achselzucken abgetan. Doch schon damals wurden die Grundlagen für die heutige Humanmedizin geschaffen, denn jede Geschichte, jedes Gerücht und jede neue Behandlungsidee waren Schritte auf dem Weg dorthin.

Obwohl bereits bei den Griechen und bei den Römern eine Art von Medizin praktiziert wurde, die noch heute teilweise Anwendung findet und bei den Chinesen schon die Ursachen für die unterschiedlichsten Beschwerden und Leiden bekannt waren, blieb deren Einfluß zunächst gering. Nur äußerst langsam gelangten diese Informationen und die damit verbundenen Kenntnisse über den menschlichen Körper in unsere Regionen.

Unabhängig davon realisierten unsere Vorfahren ihre Unkenntnis und suchten ständig nach den Ursachen der Leiden.

Sie studierten den menschlichen Körper und versuchten, das Leben eines kranken Menschen zu erhalten beziehungsweise zu verlängern. Letztendlich stellte sich jedoch heraus, daß man nicht immer, besser gesagt fast nie, in der Lage war, eine Antwort auf die Fragen zu geben.

Was lag näher, als höhere Mächte hinter all den ungelösten Fragen zu vermuten. Als Vermittler zwischen diesen unbekannten Mächten und den kranken Menschen wurden sogenannte «Weise Männer» eingesetzt, die um Genesung flehten. Blieb diese aus, so wurde als Ursache der Zorn der Götter oder die Übermacht von Dämonen angenommen. Bei den Germanen waren es weise Frauen (Sagas), die für die Beschwörung der Dämonen und die Versöhnung der Götter verantwortlich waren.

Geisteskranke waren von bösen Geistern besessen, die ausgetrieben werden mußten; fiel jemand in Ohnmacht, so war seine Seele entflohen. Kurz gesagt, Krankheiten waren Schicksal oder sogar Strafen. Erst ab dem sechzehnten Jahrhundert entwickelte sich die Meinung, daß Krankheiten auch von den Menschen beeinflußt, ja sogar Heilungen bewirkt werden konnten. Trotz dieser neuen Betrachtungsweise änderte sich zunächst nicht viel. Die bereits erwähnten Quacksalber nahmen nach wie vor eine wichtige Stellung ein. Sterndeuter, Pillendreher, Harngucker u. ä. beherrschten die Medizin und den «Medikamentenmarkt». Noch bis zum 19ten Jahrhundert glaubte man, daß man andere Personen krank machen konnte. Dazu benötigte man eine Figur, die die entsprechende Person symbolisieren sollte und stach einen Nagel ins Auge dieser Figur. Weiter nahm man an, daß eine Krankheit auf andere Menschen oder sogar auf Tiere übertragen werden konnte, wodurch der ursprünglich Leidende selbst genas. Rheumatismus beispielsweise wurde behandelt, indem man einen Hund in der Nähe der schmerzenden Gelenke schlafen ließ. Kranke Kinder oder Kinder, die häufiger weinten, sollten durch eine Namensänderung geheilt werden. Bei Halsschmerzen wurde ein Frosch vor den geöffneten Mund gehalten, da dadurch die

Schmerzen auf das Tier übertragen werden sollten. Krankheitsdämonen hausten in Tieren, und epidemische Krankheiten mit Fieber wurden den Dämonen zugeschrieben, die in Hunden hausten. Warzen verschwanden durch die Berührung mit der Hand einer Leiche. Als weitere Möglichkeit galt ein «Verkauf» der Warzen. Dieser Warzenverkauf dauerte bis weit in unser Jahrhundert. Es kommt noch heutzutage vor, daß das Austreiben von bösen Geistern praktiziert wird. Viele Heilmethoden der heutigen Zeit begründen sich in damaligen Auffassungen. Erst nach dem Inkrafttreten des Thorbecke Gesetzes im Jahre 1865 änderte sich sehr langsam etwas. Es durften fortan nur noch diejenigen als Mediziner tätig werden, die an den Universitäten Medizin studiert hatten. Ab diesem Jahr wurde die Medizin in andere Bahnen gelenkt. Das hieß aber noch nicht, daß sich auffällig viel veränderte. Für den Durchschnittsbürger war es bis nach dem Zweiten Weltkrieg unmöglich, von den Neuentwicklungen innerhalb der Medizin zu profitieren.

Die Medizin selbst entwickelte sich jedoch ab Thorbecke rasant, eine Entwicklung, die noch immer vorangeht. Für viele Leiden und Beschwerden haben wir in unserem Jahrhundert Lösungen gefunden. Dies zeigt sich u. a. in der hohen durchschnittlichen Lebenserwartung der Menschen in der zivilisierten Welt. Gleichzeitig ist aber klar, daß wir noch lange nicht alles erreicht haben. Eine simple Erkältung ist denn doch nicht so simpel, daß ihr wirksam vorgebeugt werden könnte. Viele Krebsarten können heute geheilt werden, aber eine Unzahl ist noch immer unheilbar. Der Mensch wird in seiner Existenz immer wieder von neuen, unbekannten Krankheiten, wie zum Beispiel Aids, heimgesucht. Es werden sich stets neue Krankheiten manifestieren und Leben fordern. Obwohl Herz- und Gefäßkrankheiten heutzutage gut erkannt und behandelt werden können, gehören diese noch immer zu den häufigsten Todesursachen. Wir forschen jedoch immer weiter nach neuen Lösungen, Methoden und Medikamenten.

Der Mensch und seine Gesundheit standen jahrhundertelang im Mittelpunkt des Forschungsdranges. Bei aller Weiter-entwicklung in der Medizin, droht der Mensch jedoch in seiner Wertigkeit zu sinken. Die Krankheit wird losgelöst vom Menschen betrachtet, sie nimmt den ersten Platz im Interesse ein, während der Kranke als Mensch kaum Beachtung findet. Die Medizin läuft Gefahr, von den zur Verfügung stehenden Medikamenten und insbesondere von der medizinischen Technologie in den Hintergrund gedrängt zu werden. Der Mensch, oder besser gesagt der Patient, fühlt sich von seinem Arzt im Stich gelassen. Er steht da, einsam in einem «Wald» aus medizinischen Geräten, und hat die Übersicht völlig verloren. Er wird von «gesichtslosen» Menschen in weißen Kitteln empfangen und abgetastet. So wächst neben dem schon länger vorhandenen Mißverständnis auch noch Mißtrauen. Der Betroffene glaubt nicht mehr an seine Genesung durch dieses Instrumentarium. Der Gesamteindruck ist kalt und unpersönlich. Dies ist eine negative Entwicklung, denn der kranke Mensch ist ein Mensch in Not; mit spürbar mehr Angst, manchmal sogar vor dem Tod, an den niemand zu denken wagt, der sich aber durch die vorhandene Krankheit gedanklich quasi aufdrängt. Der kranke Mensch möchte und muß wichtig sein! Er oder sie benötigt viel Aufmerksamkeit, Verständnis und Wärme. Gerade dies bekommt der Patient jedoch nur noch in seltenen Fällen von seinem Arzt vermittelt. Es gibt viele kranke Menschen und gleichzeitig haben die Mediziner kaum Zeit. Sie haben zwar gelernt, die Krankheit zu behandeln, aber der kranke Mensch tritt in den Hintergrund. Und gerade der einsame, kranke Mensch sehnt sich nach Aufmerksamkeit. Was genau haben die Mediziner denn während ihres Studiums gelernt? Sie können die Anzeichen (die Symptome), die eine bestimmte Krankheit kennzeichnen, deuten und das Vorhandensein der jeweiligen Krankheit nachweisen. Sie haben gelernt, daß die Krankheit geheilt ist, wenn die Symptome verschwinden. Manchmal ist sogar die Rede von negativer «Symptombekämpfung». Obwohl wir gegenüber der regulären Medizin bestimmt nicht negativ eingestellt und dem engagierten Arzt wohlwollend gesinnt sind, stimmt es uns traurig, daß die medizinische Entwicklung einen Punkt erreicht hat, an dem nur noch die Krankheit an sich wichtig ist. Natürlich ist uns gleichzeitig klar, daß es gefährlich ist ein generalisierendes Urteil auszusprechen. Leider zeigen die Fakten, daß dies Urteil nicht ungerechtfertigter Weise ausgesprochen wird. Die Medizin selbst ist für diese Entwicklung verantwortlich, und eine Bitte an die medizinische Welt um mehr Besinnung ist an dieser Stelle dann auch gerechtfertigt. Dies würde aber Geld, sogar sehr viel Geld kosten, denn es würde zum Beispiel bedeuten, daß der Arzt seinem Patienten wesentlich mehr Zeit widmen müßte. Aber gerade ein Arzt sollte realisieren können und auch verstehen, daß der betroffene Patient diese Zeit und Aufmerksamkeit verdient.

Es wird für alle Beteiligten immer offensichtlicher, daß die bereits erwähnte Symptombekämpfung nicht die richtige Vorgehensweise sein kann. Der Grund für diese aufkommenden Gedanken ist eigentlich äußerst simpel. Wenn beispielsweise der Automotor defekt ist, so hat dies tiefere Ursachen. Es kann sein, daß ein bestimmtes Teil des Motors abgenutzt ist oder der Motor im Ganzen vernachlässigt wurde. Vielleicht wurde etwas vergessen oder sogar falsch gemacht. Jetzt muß eine Reparatur vorgenommen werden, die jedoch nie erfolgreich verlaufen kann, wenn die Ursache des Defekts nicht vorher festgestellt wurde.

Der menschliche Körper sollte in ähnlicher Weise betrachtet werden. Es geht jemandem schlecht, da sind Anzeichen einer Krankheit: dies bedeutet immer, daß irgend etwas schiefgelaufen ist oder sogar eine Vernachlässigung des Körpers stattgefunden hat. Die Wiederherstellung (Genesung) kann nur dann erfolgen, wenn, wie bei unserem Auto, die Ursache festgestellt wurde. Denn so, wie ein Motor nie «einfach» festläuft, entsteht auch eine Krankheit nicht ohne Grund. Für jede Funktionsstörung gibt es nachweisbare Ursachen. Jedoch ist ein Automotor kein so kompliziertes System im Gegensatz zum menschlichen Körper, dem kompliziertesten Motor, den man sich vorstellen kann.

In den fernöstlichen Kulturen haben sich die Menschen schon vor Jahrtausenden bewußt gemacht, daß hinter jeder Krankheit eine Ursache verborgen liegt. Die fernöstlichen Ärzte konzentrieren sich deshalb auch zuerst auf die Ursache und erst danach auf die aufgetretene Krankheit. In unserer Gesellschaft ist oft das Gegenteil der Fall. Primär ist da die Krankheit, und die zählt. Die Symptome unterstreichen dies. Die vorhandene Krankheit wird mit bewährten oder neu entdeckten Medikamenten bekämpft, bei denen die positive Auswirkung feststeht oder erwartet werden kann. Vor langer Zeit hatte der Mensch entdeckt, daß die Natur uns Medikamente in Form von Pflanzen oder Pflanzenteilen zur Verfügung stellt. Auch der Mensch ist ein Teil der Natur, und mit dem was die Natur uns gibt, können viele Krankheiten bekämpft werden. In unserer heutigen, schnellebigen, technologischen Gesellschaft haben die Menschen aber keine Zeit mehr, um aus Pflanzen ein Medikament zu gewinnen. Wir können doch nicht auf eine gute Ernte der Pflanzen warten, die zu unserer Gesundheit beitragen würden. Nein, wir haben so lange experimentiert, bis wir aus Chemikalien Medikamente herstellen konnten, die eine ähnliche Wirkung haben, wie die pflanzlichen Mittel aus früheren Zeiten. Der Körper oder besser gesagt die Krankheit wird mit Chemikalien «bombardiert».

Die Krankheit führt einen Kampf mit diesen Chemikalien, und wir hoffen, daß die Krankheit besiegt wird. Aber die Ursache der vorhandenen Krankheit wird ignoriert. Sie ist jedoch immer noch vorhanden und damit die Möglichkeit, daß die Krankheit nach kurzer Zeit erneut auftritt. Dann werden erneut Chemikalien benötigt. Möglicherweise gewinnen diese den Kampf mit der Krankheit noch einmal. Aber der Körper wird diese Unmenge Chemikalien nicht verkraften können. Andere Beschwerden oder eventuell sogar bedrohlichere Krankheiten treten in Erscheinung. Wir vergessen dabei, daß der Körper sowieso schon «randvoll» ist mit den unterschiedlichsten Sorten von Chemikalien. Schließlich besteht auch unsere Nahrung zu einem großen Teil aus Zusätzen, wie künstlichen Farb-, Geruchs-, und/oder Geschmacksstoffen. Wir nehmen Nahrung zu uns, die mit Chemikalien besprüht wurde, um ein schnelleres Wachstum zu erzielen oder Insekten fernzuhalten. Fabriken pumpen tagtäglich Schadstoffe in die Umwelt; Stoffe, die wir permanent einatmen. Zusätzlich rauchen wir mehr oder weniger aktiv (Rauch von unseren Zigaretten oder denen unserer Mitmenschen), arbeiten zuviel, bewegen uns wenig oder gar nicht und stehen unter permanentem Streß durch Arbeit oder andere Gegebenheiten. Wir alle sind in einen Kreis geraten, aus dem wir nicht mehr fliehen können. Oder doch . . .?

Am Horizont tauchen einige Hoffnungsschimmer auf, viele Patienten sind nicht mehr ohne weiteres mit dem einverstanden, was ihnen ihr Arzt vorschreibt. Sie sind auf der Suche nach sichereren Methoden; Heilmethoden, bei denen dem ohnehin schon kranken Körper keine Chemikalien zugeführt werden. Heutzutage wird der behandelnde Arzt bereits weitaus weniger hofiert, da der Patient nicht immer überzeugt ist, daß die Ansichten des betreffenden Arztes die einzig richtigen sind. Zusätzlicher Lichtblick ist die Tatsache, daß der gesunde Mensch nach Wegen und Methoden sucht, gesund zu bleiben. Dies beinhaltet manchmal eine einschneidende Veränderung der Lebensweise, ebenso wie das Vermeiden von ausgesprochen gesundheitsschädigenden Stoffen, wie zum Beispiel Nikotin und Alkohol. Man sucht wieder eine Einigkeit mit der Natur, denn nach und nach wird den Menschen bewußt, daß sie ein Teil dieser Natur sind. Und darin gibt es keinen Platz für Chemikalien; also keine Beruhigungsmittel, Schlafmittel und vorzugsweise auch keine Medikamente. Wir sind auf dem richtigen Weg. Auch die Gesellschaft um uns herum, scheint sich, wenn auch zögernd, zu verändern. Nicht alle Ärzte weisen alternative Heilmethoden ohne weiteres von der Hand. Eine wachsende Zahl hat erkannt, daß hinter der Krankheit eine Ursache und ein Mensch stehen. Die Zeichen für eine langsame Änderung sind sichtbar geworden. Versicherungsgesellschaften sind heute sogar bereit, die Kosten für die Behandlung durch einen alternativen Therapeuten zu übernehmen. Manchmal werden die Patienten eines Schulmediziners sogar von diesem zu einem alternativen Therapeuten überwiesen. Die Krankenkassen erstatten z. T. mittlerweile auch die Kosten für alternative Heilmethoden.

In Anbetracht der Tatsache, daß jährlich ca. 10% der Erwachsenen einen alternativen Therapeuten aufsuchen oder in irgendeiner Form eine alternative Heilmethode in Anspruch nehmen, zum Beispiel mit dem Kauf von homöopathischen Mitteln, mußte sich die Betrachtungsweise von Krankheit und Gesundheit ändern. Die Betroffenen haben deutlich gemacht, daß sie die reguläre Medizin nicht für ausschließlich seligmachend halten. Bei allem Fortschritt der Schulmedizin muß beachtet werden, daß außer der Symptombekämpfung noch andere Aspekte von Bedeutung sind. Aber, wer sich für andere Betrachtungsweisen öffnet, wer prinzipiell bereit ist, sich von einem alternativen Therapeuten aufklären oder sogar behandeln zu lassen, der steht oft auch vor einem Problem. Die ersten Fragen lauten dann: «Wohin soll ich gehen?», «Wer kann mir helfen?», «Welche Therapie eignet sich bei meinen Beschwerden und Umständen?», «Welcher Therapeut ist der richtige?». Die Behörden schweigen nach wie vor beharrlich. Jeder andere, der sich selbständig machen will benötigt ein Fachdiplom und muß seine Niederlassung beantragen, als Therapeut kann man sich jedoch jederzeit niederlassen. Dabei arbeitet der Therapeut mit Krankheit und Gesundheit und ist oft der letzte Strohhalm, an den sich der kranke Mensch klammert. Aber die Behörden fordern kaum fachmännische Kenntnisse und keine Fachdiplome. Jeder, der kranke Menschen heilen möchte, kann ohne spezielle Ausbildung praktizieren und über das Unheil, das dadurch eventuell entsteht, wird nicht gesprochen.

Zusammengefaßt heißt dies, daß man vor «lauter Bäumen den Wald nicht mehr sieht». Nur eine Redewendung, aber sicherlich zutreffend für die undurchsichtige Sparte der alternativen Medizin. Dieses Buch handelt von der (noch) alternativen Heilmethode Chiropraktik, die zusehend an Popularität gewinnt. Und das kann ausschließlich die Folge der hervorragenden Resultate sein, die mit der chiropraktischen Behandlungsmethode erzielt wurden. In diesem Buch werden alle Aspekte der Chiropraktik betrachtet. Wie der Chiropraktiker seinen Patienten helfen kann, welche Ausbildung ein zuverlässiger Chiropraktiker absolviert haben sollte und wie dies festzustellen ist.

Ein praktisches und nützliches Buch für jeden, dem seine Gesundheit wichtig ist und der bei eventueller Krankheit auf gesunde und sichere Art geheilt werden möchte, ohne die Zuhilfenahme von Medikamenten und/oder operativen Eingriffen. In anderen Ländern, besonders in den Vereinigten Staaten und in Kanada, ist die Chiropraktik eine der drei am häufigsten angewandten Heilmethoden. Sie liegt an dritter Stelle, nach der Schulmedizin und der Zahnmedizin. An sich sollte dies die Zuverlässigkeit dieser bewährten Methode unterstreichen. Dieses Buch zeigt auf, wie ein gesunder Mensch Beschwerden vorbeugen kann und auf welche Weise der kranke Mensch von einem Chiropraktiker behandelt werden kann.

Dank gebührt der «Medizinischen Chiropraktiker Assoziation» (Holland), wo das Manuskript für dieses Buch geprüft wurde.

1.

Was ist Chiropraktik?

Chiropraktik definiert sich wie folgt: Die Chiropraktik ist eine ganzheitliche Heilmethode, welche versucht, die ganze Gesundheit des Menschen zu fördern, wiederherzustellen und zu unterstützen, indem sie die Kommunikationsstörungen im Nervensystem mittels eines dosierten mechanischen Impulses beseitigt.

Wichtig ist, daß bei der Chiropraktik keine Medikamente verabreicht und keine operativen Eingriffe und/oder Bestrahlungen vorgenommen werden.

Jede Körperfunktion, jedes Organ und Organgewebe reagiert auf vitale Nervenimpulse, die vom Gehirn ausgehen und über das Rückenmark und die Nervenenden führen. Diese Energieimpulse sorgen über ein kompliziertes Nervensystem, wortwörtlich, für neues Leben. Das zentrale Nervensystem besteht aus dem Gehirn, dem Rückenmark und den Nerven. Diese «Teile» des zentralen Nervensystems stehen in einer gegenseitigen Abhängigkeit und funktionieren nicht losgelöst voneinander. Das Gehirn erzeugt die notwendige Energie, und diese wird dann in Form von elektrischen Impulsen über das Rückenmark weitergeführt. Die Impulse suchen ihren Weg durch das Rückenmark und verlassen dieses schließlich an bestimmten Stellen zwischen den Rückenwirbeln (Zwischenwirbellöcher) und gelangen über die Nerven zu den Organen und dem Organgewebe. Dort werden die Körperfunktionen geregelt. Das Gehirn empfängt Informationen über deren Funktion sowie über den Funktionsbereich. Die

Verarbeitung dieser Informationen dauert nur Bruchteile einer Sekunde und zieht die jeweils notwendige Reaktion nach sich. Das Nervensystem ist sowohl für Aktion als auch Reaktion verantwortlich. Die Aufgabe der Wirbelsäule ist dabei von essentieller Bedeutung; denn die Nervenimpulse werden über das Rückenmark geführt. Es ist gerade die Wirbelsäule, die diesen Prozeß umfaßt, aber ihn vor allem schützt. Die Wirbelsäule setzt sich aus einer großen Anzahl Wirbel zusammen (dies wird noch eingehend besprochen). Diese schützen einerseits den äußerst empfindlichen Prozeß der Impulsübertragung, andererseits können sie jedoch das Weiterströmen der Nervenenergie zu den Organen beeinträchtigen.

Die Wirbelsäule besteht aus sieben Hals- bzw. Nackenwirbeln, zwölf Brustwirbeln, fünf Lendenwirbeln, dem Kreuzbein und dem Steißbein (siehe Abbildung 1). Dieses Knochengerüst ist den ganzen Tag in Bewegung. Aus verschiedenen Gründen (die später näher betrachtet werden) kann zwischen zwei Wirbeln eine Bewegungsstörung auftreten, die die Funktion des Nervensystems beeinträchtigt und lokale Schmerzen verursachen kann. Durch die Fehlstellung der Wirbel können Nerven eingeklemmt werden, was eine Störung der Energieversorgung der Organe und des Organgewebes zur Folge haben kann. Die logische Konsequenz dieser Störung ist ein teilweiser oder sogar völliger Ausfall der Organfunktionen. Mit anderen Worten: Jetzt treten Beschwerden und/oder Krankheiten auf. Eine Heilung dieser Krankheiten oder Beschwerden kann nur dann erfolgen, wenn die eigentliche Ursache, die vorhandene Blockade, beseitigt wird. Also erst dann, wenn die durch die Blockade verursachte Störung des Nervensystems aufgehoben wird und somit die Energiezufuhr wieder einwandfrei stattfindet. In diesem Fall werden die Organe, die bis dahin keine oder nur unzureichend Energie erhalten haben, wieder optimal mit Energie versorgt. Sie sind nun erneut in der Lage, ihre eigentlichen Aufgaben zu erfüllen. Zusammenfassend: Die Korrektur einer Blockade zieht eine Heilung der aufgetretenen Krankheiten und Beschwerden

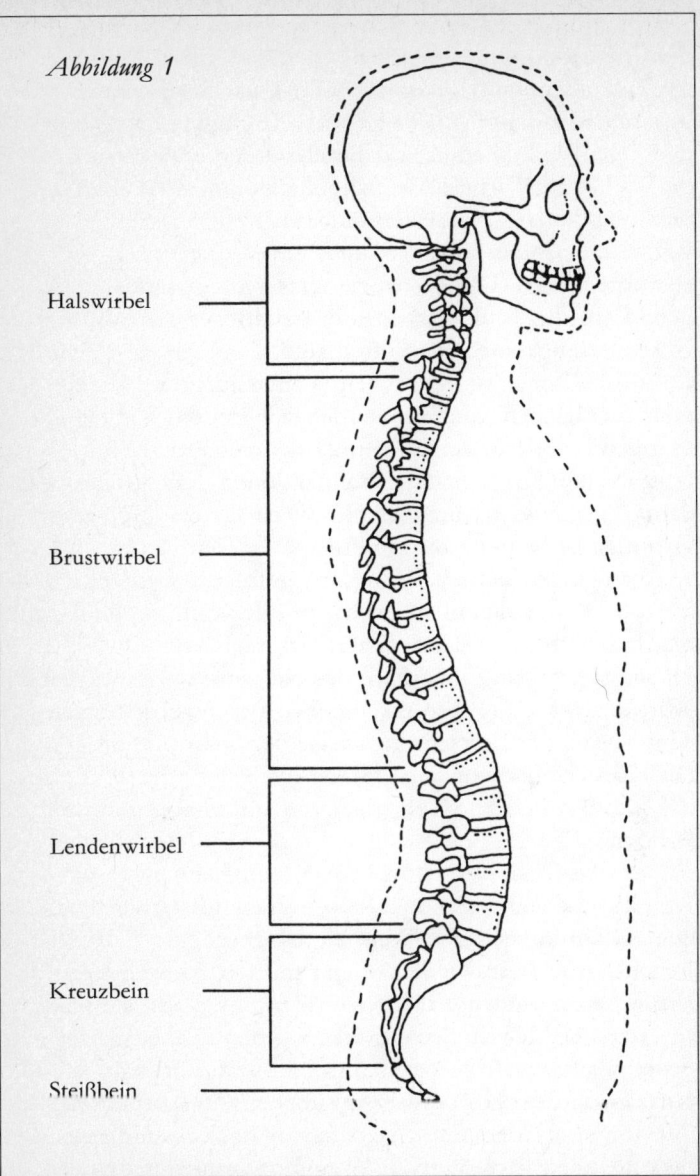

Abbildung 1

Halswirbel

Brustwirbel

Lendenwirbel

Kreuzbein

Steißbein

nach sich. Das Einklemmen der Nerven durch eine Bewegungsstörung wird als *Subluxation* bezeichnet. Eine Bezeichnung, die in diesem Buch noch häufig verwandt werden wird.

Innerhalb dieser Theorie wird die Auffassung vertreten, daß keine Krankheiten und Beschwerden entstehen, solange die Wirbel der Wirbelsäule nicht blockieren, also keine Nerven belastet oder sogar eingeklemmt werden und deshalb das Nervensystem immer optimal und unbehelligt seine Aufgabe ausführen kann. Diese Theorie setzt voraus, daß alle Krankheiten auf das Einklemmen, die Irritation oder Störung der Nervenstränge zurückzuführen sind.

Auf die Frage, ob Krankheiten auch aufgrund anderer Ursachen entstehen können, werden wir in dem Kapitel «Strömungen innerhalb der Chiropraktik» näher eingehen. Jedenfalls ist die Theorie, daß Subluxationen Krankheiten (und damit verbunden Schmerzen) verursachen können, der Grundgedanke der Chiropraktik.

Aus dem Vorhergehenden kann gefolgert werden, daß ein Chiropraktiker sich nicht primär mit der Heilung der Krankheit beschäftigt. Er konzentriert sich vielmehr auf das Korrigieren der Störung innerhalb des Nervensystems, so daß der Körper selbständig die entstandenen Beschwerden beseitigen kann. Nach der Betrachtungsweise der Chiropraktik, verfügt der Körper über eine angeborene ‹Weisheit›, die ihn befähigt alle Krankheiten und «Angriffe von außerhalb» abwehren zu können.

Der Ausdruck «angeborene Weisheit» kann auch durch die Begriffe «Lebenskraft» oder «Körperbewußtsein» ersetzt werden. Diese angeborene Weisheit hängt eng mit der vitalen Lebenskraft, diese wiederum eng mit der menschlichen Seelenstärke zusammen. Früher wurde oft die Auffassung vertreten, daß der Mensch Seelenstärke aus den «Lebensadern», aus denen auch das Nervensystem seine Kräfte bezieht, schöpft. Kurz gesagt, der Körper verfügt über eine gewisse Intelligenz, mit der er auf bestimmte Signale reagieren kann. Wenn diese Signale krankheitserregende Angriffe anzeigen, wird der Körper in adäquater Form reagieren. Diese Intelligenz lenkt die vitalen Lebensfunktionen und indirekt auch den intellektuellen Teil des Menschen. Die Chiropraktik respektiert in hohem Maße die angeborene Weisheit des Körpers. Es besteht keine Notwendigkeit für das Intervenieren mittels Medikamenten und/oder Operationen. Man beachte: dies ist ein Grundprinzip der Chiropraktik. Sieht ein Chiropraktiker keine Möglichkeit, Beschwerden zu beseitigen, wird er seinen Patienten sicherlich an einen anderen Therapeuten, Arzt oder Spezialisten verweisen.

Trotz dieser angeborenen Weisheit des Körpers kann ein mechanischer «Defekt» auftreten: die Subluxation. Ein Wirbel blockiert, klemmt einen Nerv ein, so daß das Nervensystem nicht optimal funktionieren kann. Hierdurch können Folgeschäden an den Organen entstehen. Denn wenn das Nervensystem nicht ausreichend arbeitet, kann auch von einer ausreichenden Tätigkeit der Organe und des Organgewebes nicht die Rede sein. Der Chiropraktiker sieht hier einen Grund zum Eingreifen. Wie dieser Eingriff im einzelnen aussieht, ist recht einfach zu erläutern. Zu Beginn dieses Kapitels wurde bereits erwähnt, daß die chiropraktische Therapie im wesentlichen aus der Beseitigung von Kommunikationsstörungen des Nervensystems besteht. Die Beseitigung erfolgt manuell, manchmal unter Zuhilfenahme von Instrumenten. (Dies wird noch näher erläutert.) Die Wirbelsäule ist das entscheidende Glied zwischen Störung und Gesundheit. Der Chiropraktiker konzentriert sich deshalb auch fast ausschließlich auf die Wirbelsäule. Nachdem die Korrektur vorgenommen wurde, kann die Energie wieder ungehindert durch das komplizierte Nervennetzwerk strömen und Organe und Organgewebe ausreichend versorgen. Das Gleichgewicht der Energieströmung wird erneut hergestellt. Eventuelle Krankheiten und Beschwerden sowie die dadurch hervorgerufenen Schmerzen werden verschwinden. Hauptsächlich treten Schmerzen an der Stelle auf, an der sich der verschobene Wirbel befindet, es kann aber auch zu Schmerzen in anderen Körperpartien kommen.

So kann ein Patient außer Rückenschmerzen auch Kopf-, Nakken- oder Schulterschmerzen bzw. Schmerzen im Bereich um die Schulterpartie verspüren, oder ein allgemeines Unwohlsein empfinden.

Chiropraktische Korrektur bedeutet, daß ein Chiropraktiker die Aufgabe hat, alle Wirbelschiefstände und -verklemmungen sowie dadurch entstandene Nervenstörungen zu beseitigen. Die angeborene Weisheit des menschlichen Körpers kann sich dann wieder ihrer Aufgabe widmen, eine neue Balance im Körper herzustellen und den Zustand der Harmonie und Gesundheit zu erreichen.

Zusammengefaßt lauten die Basisprinzipien der Chiropraktik folgendermaßen:

- Der Körper verfügt über das Vermögen, sich selbst gegen Krankheiten zu schützen. Hierfür ist die einwandfreie Funktion des Nervensystems erforderlich.
- Aufgrund einer mechanischen Störung (Subluxation) innerhalb der Wirbelsäule kann der Transport der Nervenimpulse von und zum Gehirn negativ beeinflußt werden. Die Folge ist eine gestörte Funktion des Nervensystems.
- Diese Störung des Nervensystems und die geschwächte Wirkung der Nerven sind die wichtigsten Ursachen für Krankheiten und Beschwerden (und damit auch Schmerzen).
- Die Aufgabe des Chiropraktikers ist es, die Störung innerhalb der Wirbelsäule durch eine Korrektur der blockierten Rückensegmente (Wirbel und Zwischenwirbelscheiben) zu beseitigen.
- Diese Korrektur wird ohne Verwendung von Medikamenten, ohne Bestrahlung und/oder Operationen, lediglich mit den Händen vorgenommen.

2.

Die Geschichte der Chiropraktik

E s ist notwendig, ausreichende Kenntnisse über die Wirbelsäule zu besitzen, denn viele Beschwerden sind in Wirklichkeit auf Defekte der Wirbelsäule zurückzuführen.»

Ein derartiges Zitat könnte aus einem modernen Buch stammen. Dies ist jedoch nicht der Fall. Bei dem hier Zitierten handelt es sich um den griechischen Mediziner Hippokrates (460–377 v. Chr.), welcher schon damals die Auffassung vertrat, daß Beschwerden und eine schlechte körperliche Verfassung mit dem Zustand der Rückenwirbel zusammenhängen. Aber nicht nur Hippokrates ahnte, daß die Wirbelsäule in Relation zu Krankheiten stehen muß. Bereits in ungefähr fünftausend Jahre alten chinesischen Schriften werden Behandlungsmethoden beschrieben, die stark an die heutige Chiropraktik erinnern. Von der Existenz einer Verbindung zwischen Krankheiten und Wirbelsäulenzustand ist auch in alten griechischen Papyrusrollen die Rede. In Süd- und Nordamerika lebten Indianerstämme, deren Stammesangehörige sich in Krankheitsfällen mit Säcken auf den Rücken schlagen ließen, die mit feuchtem Sand gefüllt waren. Eine ebenfalls häufig angewandte Methode war es, Kinder über den Rücken kranker Menschen laufen zu lassen. Über die Jahrhunderte «konstruierte» der Mensch die Theorie, daß die Rückenwirbel des Menschen seine Gesundheit bestimmen und viele Beschwerden in Relation mit der Wirbelsäulenverfassung stehen. Viele dieser Erkenntnisse, die schon als «wissenschaftlich» betrachtet werden konnten, sind beim Fall des Römischen Reiches (476 n. Chr.) verlorengegangen. Danach glaubte der Mensch wieder für lange Zeit an die Existenz von Geistern und Dämonen. Trotzdem blieben die bereits errungenen Erkenntnisse zum Teil erhalten, ebenso wie die Überzeugung, daß die Wirbelsäule eine Antwort auf viele Fragen bezüglich der Gesundheit bieten muß. Viele Mediziner der damaligen Zeit konzentrierten sich auf die Wirbelsäule und wandten medizinische Handgriffe an, bei denen oft knirschende Geräusche zu hören waren. Diese Geräusche wurden darauf zurückgeführt, daß die Dämonen auf diese Weise aus dem Körper des Betroffenen vertrieben wurden. Nicht ohne Grund werden die Chiropraktiker heutzutage oft scherzhaft als «Knochenbrecher» bezeichnet.

1845 wurde Daniel David Palmer geboren. Trotz seines Interesses für den menschlichen Körper und die Medizin gelingt es dem jungen Daniel nicht, Medizin zu studieren. Er hat zunächst diverse Aushilfsjobs in einem Fisch- und einem Lebensmittelgeschäft. Später unterrichtet er Warenkunde. Außerhalb seines Arbeitsfeldes beschäftigt er sich jedoch weiterhin mit dem Funktionieren des menschlichen Körpers und betreibt die sogenannte Phrenologie, eine (alte) Form der Charakteranalyse, die auf dem Studium der Schädelform basiert. Über dieses Thema hält er diverse Vorlesungen. Während einer solchen Vorlesung begegnet er dem Magnetiseur Paul Caster. Palmers Bewunderung für diesen Mann ist groß, und gleichzeitig ist er Caster sehr sympathisch. Palmer lernt vieles von Caster und eröffnet einige Jahre später eine eigene Magnetiseurpraxis in Burlington, USA. Neben seiner Arbeit studiert er Anatomie und Physiologie. Durch dieses Studium verfestigt sich seine Überzeugung, daß die Wirbelsäule viel mehr Bedeutung hat, als bis dahin angenommen wird. Palmer stellt die These auf, daß die Wirbelsäule den menschlichen Körper mit Nervenenergie versorgt und diese Energieversorgung dadurch stagnieren kann, daß sich Wirbel verschieben und wichtige Nerven eingeklemmt werden. Er hat die Idee, daß diese Verklemmung die Ursache für viele Beschwerden sein könnten, die bis dato nicht in Zusammenhang mit der Wirbelsäule gebracht wurden.

Nach einiger Zeit ist Palmer der Ansicht, daß er ausreichende Kenntnisse über den menschlichen Körper erlangt habe und bezeichnet sich selbst als «Arzt», ein Titel, der damals noch ungeschützt war. Als «Arzt» arbeitet Palmer an seinen Theorien und entwickelt die Bezeichnung «Chiropraktik» (aus den griechischen Wörtern «cheir» für Hand und «prattein» für handeln). Im Jahre 1895 schreibt er seine Philosophie und Heilmethode nieder. Palmer hat inzwischen bereits seinen fünfzigsten Geburtstag erreicht und ist, zu seiner eigenen Unzufriedenheit, noch immer der einzige, der die Chiropraktik ausübt. Da ihn dieser Umstand keineswegs befriedigt, beginnt er im Jahre 1897 damit, dreimonatige Kurse abzuhalten, in denen er versucht, Interessierten die Chiropraktik näherzubringen. Die Schule (Palmer Infirmary and Chiropractic School) befindet sich in Davenport, Iowa, in den Vereinigten Staaten. Der Unterricht war erfolgreich, viele Schüler waren Ärzte, Chirurgen und Osteopathen, unter ihnen auch der Arzt Dr. Alfred F. Walton von der Universität Pennsylvania. Dieser würde später noch die Aufmerksamkeit der traditionellen medizinischen Welt in den Vereinigten Staaten auf die Chiropraktik lenken. Unter den Studenten von Palmer befinden sich zwei junge Leute, die der Chiropraktik letztendlich zu großer Popularität verhelfen werden. Es handelt sich erstens um Palmers Sohn Bartlett Joshua Palmer und zweitens um eine gewisse Mabel Heath. Diese beiden heiraten kurze Zeit darauf. Vater, Sohn und Schwiegertochter müssen noch einige Fehlschläge überwinden. Obwohl die Basis gelegt ist und das Interesse für die Chiropraktik stetig wächst, vergrößert sich gleichzeitig der Widerstand der traditionellen Medizin. Palmer und sein Sohn werden fälschlich des unerlaubten Ausübens des medizinischen Berufes bezichtigt. 1906 werden beide Männer verhaftet. Dies ist nicht nur ein großer Fehlschlag, sondern vor allem eine tiefe Demütigung für sie.

Trotzdem verfolgen die Männer unbeirrt ihren Weg, da beide der Meinung sind, daß dieser zum erwünschten Ziel führt. Die Ausbildungsmöglichkeiten werden erweitert, in Oklahoma und Oregon werden zusätzliche Schulen für den Unterricht in Chiropraktik eröffnet. Inzwischen hat Palmers Sohn Bartlett bereits ein wichtiges Buch über die Chiropraktik veröffentlicht. Im Jahre 1913 stirbt Daniel David Palmer. Bartlett führt die Arbeit seines Vaters weiter und seine Frau Mabel unterrichtet die Studenten an einer der von Daniel Palmer gegründeten Schulen.

Daniel Palmer starb als unbekannter Mann. Kurz vor seinem Tod wurde seine «Erfindung» in Kansas und Nord-Dakota noch anerkannt. Knapp sieben Jahre später, 1920, ist die Chiropraktik in 24 der amerikanischen Staaten anerkannt. An Dutzenden von Universitäten wird Chiropraktik unterrichtet und es existieren einige chiropraktische Stiftungen, wie z. B. «The International Chiropractic Association» und «The American Chiropractic Association». Aber auch die Studenten entwickelten in dieser Zeit eine eigene Betrachtung der von Bartlett Palmer vorgebrachten Theorien. Die Gedanken von Bartlett Palmer waren noch fest mit denen seines Vaters verbunden, die Studenten vertraten jedoch die Ansicht, daß nicht nur eine Subluxation, sondern auch andere Ursachen zu diversen Krankheiten führen können. Es gibt heutzutage noch immer einige (allerdings geringe) Differenzen innerhalb des Fachgebietes der Chiropraktik. (Vgl. «Strömungen innerhalb der Chiropraktik».) Sowohl Palmer als auch sein Sohn waren nicht bereit, bei der Diagnose der Wirbelsäulenstörung Geräte anzuwenden. Sogar der sogenannte Spinograph (ein im Jahre 1909 eingeführtes Röntgengerät) stieß bei den Anhängern der Theorie von Daniel und Bartlett Palmer auf Widerstand. Einige Jahre später erkannte Bartlett Palmer dann doch die Vorteile des Spinographen. Dies führte jedoch zu einem Bruch mit den Studenten, die die Betrachtungsweise seines Vaters vertraten. Bis 1933 entwickelte sich die Chiropraktik kaum weiter. In diesem Jahr kam ein neues Gerät auf den Markt, das sogenannte Neurocalometer, das in der damaligen Zeit eine regelrechte Sensation darstellte. Mit Hilfe dieses Gerätes war der Chiropraktiker nun in der Lage, die Temperatur an beiden Seiten der Wirbelsäule zu messen, um eventuelle Temperaturunterschiede festzustellen. Dieser Vorgang vereinfachte die Suche nach Störungen im Nervensystem wesentlich. Sogar der konservativ eingestellte Bartlett Palmer erlaubte und befürwortete die Anwendung eines Neurocalometers und überwarf sich mit jenen, die ausschließlich den Theorien und Ansichten von Daniel Palmer folgten. Aber auch der Streit mit der regulären Medizin setzte sich unvermindert fort. Als Chiropraktiker zum Arztexamen zugelassen werden sollten, setzte ein starker Widerstand von seiten der Wissenschaftler ein. Die Chiropraktik wurde von ihnen weder als Wissenschaft noch als Therapie akzeptiert, obwohl diese in den meisten Ländern der Vereinigten Staaten bereits anerkannt war und sogar an vielen Universitäten unterrichtet wurde.

Die Proteste der Wissenschaftler blieben aus diesem Grunde erfolglos, und ab 1930 war es Chiropraktikern möglich, sich zum Arztexamen anzumelden. Für die Chiropraktik hatte dieser Erfolg allerdings eine negative Auswirkung, da sich viele Studenten der Chiropraktik letztendlich für eine andere Richtung der Medizin entschieden. Durch diesen Umstand kam die Chiropraktik so stark in Bedrängnis, daß viele chiropraktische Schulen geschlossen werden mußten. Im Jahre 1949 starb Mabel Palmer-Heath und zwölf Jahre später, 1961, Bartlett Palmer.

Trotz aller Fehlschläge hatte die Chiropraktik ihren Platz in der Gesellschaft erobert. Ihre Popularität wuchs, die Qualität des Unterrichts stieg und es wurden mehr und mehr wissenschaftliche Untersuchungen über den Wert der Chiropraktik durchgeführt. In den siebziger Jahren erhielt die Chiropraktik einen weiteren Beweis für die öffentliche Anerkennung dadurch, daß das amerikanische Gesundheitsministerium zwei Millionen Dollar für die wissenschaftliche Arbeit zur Verfügung stellte. Der Amerikanische Kongreß nahm die «neue

Heilmethode» als Bestandteil des sogenannten «medical program» auf und die Ergebnisse der bereits erwähnten wissenschaftlichen Arbeit führten dazu, daß im Jahre 1975 der Beruf des Chiropraktikers als gleichwertig zu dem eines Arztes anerkannt wurde. Heute nimmt in den Vereinigten Staaten die Chiropraktik nach der Human- und Zahnmedizin den dritten Platz ein.

Die Chiropraktik ist aus unserer Gesellschaft nicht mehr wegzudenken und findet in breiten Kreisen große Anerkennung. Eine Heilmethode, die «erst» seit ungefähr einhundert Jahren existiert, kann noch als eine neue Methode bezeichnet werden. Diese Bezeichnung ist gerechtfertigt, wenn hiermit die Entwicklung gemeint ist. Aber die Theorie und Philosophie der Chiropraktik zeigen, daß der Wert dieser Heilmethode schon seit Jahrtausenden unterschätzt wurde.

3.

Der menschliche Körper
und das chiropraktische Prinzip

Jeder, der sich für Chiropraktik interessiert, muß auch einiges über den menschlichen Körper wissen. Denn wenn jemand erfahren möchte, wie die Chiropraktik für die Wiederherstellung und den Erhalt der Gesundheit eingesetzt werden kann, ist es sinnvoll zu wissen, auf welche Weise der menschliche Körper funktioniert. Außerdem ist es doch auch faszinierend, einen «Blick hinter die eigenen Kulissen zu werfen» und die Funktionen im einzelnen kennenzulernen. Dadurch wird erst der Zusammenhang zwischen unseren Körperfunktionen und der Betrachtungsweise der Chiropraktik bzw. ihrer Basisprinzipien deutlich. Denn unser Körper ist eine äußerst komplizierte «Maschine» mit dem Gehirn als perfektem «Computer».

Die Technologie ist auf dem medizinischen Sektor sehr weit entwickelt. Wir können mit Hilfe der heutigen Apparaturen ohne Probleme «einen Blick in den menschlichen Körper werfen». Wird durch diese Untersuchung festgestellt, daß ein Organ angegriffen ist, so steht die pharmazeutische Industrie schon bereit, um das benötigte Medikament zu liefern. Oder es erfolgt der Griff zu den Geräten, die «die Genesung fördern» (wie z. B. einem Bestrahlungsgerät). Natürlich kann dank dieser Geräte manchmal ein Leben verlängert oder sogar gerettet werden. Es wäre falsch zu glauben, daß ein Chiropraktiker ein Gegner der Schulmedizin wäre. Die Entwicklungen innerhalb der Medizin haben auch der Chiropraktik zu besseren Kenntnissen über den menschlichen Körper verholfen. Aber die

Chiropraktik wehrt sich gegen die übermäßige Anwendung von Chemikalien sowie die (zu) schnelle Entscheidung für eine Operation. Ein Chiropraktiker hat eine vollkommen andere Betrachtungsweise als ein regulärer Mediziner. Dies bedeutet jedoch nicht, daß alle anderen Heilmethoden außer der chiropraktischen abgelehnt werden. Der Leser, der die nachfolgenden Ausführungen über das Funktionieren des menschlichen Körpers liest, sollte immer berücksichtigen, daß das Ziel der Chiropraktik lediglich darin liegt, dem menschlichen Körper Hilfe bei seinem Bemühen um optimales Funktionieren zu gewähren. Diese Hilfe besteht nicht im Verschreiben von Medikamenten, dem Bestrahlen von kranken Organen oder dem Durchführen von Operationen. Für dieses Bestreben hat die Chiropraktik Respekt verdient. Sie respektiert ihrerseits die reguläre Medizin, da sich dort eine rasante Entwicklung vollzogen hat und immer noch vollzieht. Der Respekt gegenüber der Chiropraktik von seiten der regulären Medizin muß leider noch häufig vermißt werden. Es ist jedoch ein Lichtblick, daß dieser gegenseitige Respekt ständig wächst. Denn bei all dem darf eines nicht vergessen werden, sowohl die reguläre Medizin als auch die Chiropraktik dienen einer guten Sache: der Gesundheit des Menschen. In manchen Fällen vertritt auch der Chiropraktiker die Meinung, daß es besser ist, den Patienten zur weiteren Behandlung an einen Arzt oder Spezialisten zu verweisen. Ein Chiropraktiker wird den betreffenden Patienten gegebenenfalls auch ohne Scheu weiterleiten. Auch im umgekehrten Fall geschieht es heute immer häufiger, daß ein Arzt einem Patienten den Besuch beim Chiropraktiker empfiehlt. Diese Zusammenarbeit ist aber auch notwendig und deutet auf eine hoffnungsvolle Zukunft hin, denn bei Menschen, die für die allgemeine Gesundheit tätig sind, sollte ein primäres Bedürfnis nach Zusammenarbeit bestehen. Es könnte doch sein, daß dem einen Arzt noch ein Teil des komplizierten Puzzles, das der menschliche Körper bildet, fehlt, ein anderer gerade um dieses Teilchen weiß.

Dieses Puzzle ist so kompliziert, daß die Angst, die Technologie würde den Menschen bei der Suche ersetzen, völlig unberechtigt ist. Diese Situation wird zweifelsohne niemals eintreten. Die Chiropraktik beinhaltet mehr als die Behandlung angegriffener Organe bzw. die «Hilfestellung» für mangelhaft funktionierende Organe. Sie geht davon aus, daß der Körper durch sein angeborenes Vermögen selbst weiß, wie er auf Beschwerden reagieren muß und wie Angriffe von außen zu bewältigen sind. Der Gründer der Chiropraktik, David Palmer, sagte einmal: «Jedes Lebewesen, jeder Mensch, jedes Tier und jede Pflanze verfügt über die sogenannte ‹innate intelligence› (die angeborene Weisheit). Diese Weisheit zeigt sich durch ihren Einfluß auf das menschliche Nervensystem.» Damit meinte Palmer die Fähigkeit eines Körpers, sich vor Krankheiten zu schützen und auftretende Beschwerden und Unvollkommenheiten zu korrigieren. Dieses Vermögen kann als angeborene Weisheit bezeichnet oder schlichtweg «Natur» genannt werden. Die Natur hat uns hervorgebracht, wir sind ein Teil von ihr und sie kann uns sehr wohl behilflich sein, wenn Beschwerden auftreten. Bei unserer Lebensführung ist es nicht verwunderlich, daß gelegentlich Störungen innerhalb des Nervensystems auftreten, auf die die Natur mit Verwirrung reagiert. Schließlich leben wir nicht mehr nach den Gesetzen der Natur. Die Chiropraktik möchte aber an der Fähigkeit der Natur, eventuelle Beschwerden und Unvollkommenheiten selbst zu korrigieren, festhalten. Das angeborene Vermögen des Körpers muß dann und wann «freundlich geweckt» bzw. zur Ordnung gerufen werden, so daß die Natur wieder ihren eigenen Weg gehen kann. Letzteres ist eines der wichtigsten Prinzipien der Chiropraktik. Das ist eigentlich schon alles und die Natur zeigt sich für dieses «simple Signal» dankbar. Daß diese Signale auch von der Natur empfangen werden, wird durch die ausgezeichneten Resultate, die von den Chiropraktikern erzielt wurden, deutlich. Die Natur reagiert, indem sie sich wieder ihrer Aufgabe widmet und für die Heilung der angegriffenen Organe sorgt sowie die Harmonie zwischen den Körperfunktionen wiederherstellt.

In den folgenden Kapiteln wird deutlich, daß eine Krankheit nicht grundlos entsteht. Das Auftreten einer Krankheit bedeutet, daß mit einem Teil des Körpers, oder sogar mit dem ganzen Körper etwas nicht stimmt. «Irgendwo» ist «irgendetwas» aus der Balance geraten. Die Organe eines Körpers funktionieren nicht losgelöst voneinander, und gerade diese Abhängigkeit aller Organe und ihrer Funktionen machen aus dem Menschen eine komplizierte aber perfekte Einheit. Jeder, der nur ein Organ betrachtet und behandelt, verneint damit quasi dieses perfekte Zusammenspiel der Organe und Organfunktionen. Letzteres soll kein Vorwurf in Richtung der Schulmedizin sein. Zwar wird die Technologie immer von Menschen gelenkt, aber die Masse an Technik sorgt manchmal für Verwirrung. So kann es passieren, daß der eingeschlagene Weg aus den Augen verloren wird. Der Chiropraktiker hält jedoch an der Natur fest und hilft ihr. Doch auch die Natur kann sich verirren und den Weg verlieren. Der Mensch, als ein Teil dieser Natur, hat aber den Anspruch und sogar die Pflicht, die Natur auf ihr Fehlverhalten hinzuweisen und sie bei der Korrektur zu unterstützen. Hierin liegt die Aufgabe eines Chiropraktikers.

Wer der Natur behilflich sein möchte, muß sich zuerst über sie informieren. Da wir über den Körper sprechen, sollte man eigentlich wissen, wie der Körper aufgebaut ist und wie er funktioniert. Wir wissen noch lange nicht alles. Es ist bekannt, daß das Nervensystem den Körper lenkt und reguliert. Auch die Chiropraktik geht von dieser Tatsache aus. Das Nervensystem wird von den Knochen, vom Schädel und der Wirbelsäule geschützt. Der Schutz, den die Wirbelsäule bietet, kann aber auch die Ursache dafür werden, daß wir uns quasi selbst «vor die Füße laufen». Dies wird im weiteren Verlauf des Buches noch näher betrachtet. Die schützenden Knochen können nämlich auch Reizungen und Blockaden verursachen. Der Chiropraktiker befreit den Körper von derartigen Störungen, so daß das Nervensystem wieder unbeeinträchtigt funktionieren und regulieren kann.

4.

Das Nervensystem

Im Kapitel «Was ist Chiropraktik?» wurde bereits angesprochen, daß alle Körperfunktionen aufgrund vitaler Nervenimpulse des Gehirns arbeiten und daß das Nervensystem den gesamten Körper steuert. Um diese Tatsache verstehen zu können, sind bestimmte Grundkenntnisse über das Nervensystem unentbehrlich. In diesem Kapitel werden wir deshalb dieses komplizierte System näher betrachten, von dem der Mensch abhängig ist und welches innerhalb der Chiropraktik eine zentrale Rolle spielt.

Das Nervensystem ist ein äußerst feines und vielseitiges System, ein System, das die Aktivitäten und die Struktur unseres täglichen Daseins bestimmt. Das Gehirn ist ein Teil dieses Systems: Das menschliche Gehirn kann als vielseitigster und perfektester Computer bezeichnet werden, den es je gab und geben wird, denn unsere Technik wird sicherlich nie in der Lage sein, einen derartig perfekten Computer zu konstruieren. Aus diesem Grund ist die Befürchtung, die Technologie (ein Computer) würde die Aufgaben des menschlichen Gehirns übernehmen, auch völlig unnötig. Alle Behauptungen, daß es Computer geben wird, die mehr leisten können als das menschliche Gehirn, sollten ins Land der Märchen verwiesen werden. Der Mensch wird lediglich Technologien entwickeln, auf die er seine Kenntnisse übertragen kann, also Kenntnisse, die aus dem menschlichen Gehirn stammen. Im übrigen steht fest, daß das menschliche Gehirn wesentlich größere Leistungen vollbringen könnte, als wir uns vorstellen können. Vielleicht werden wir eines Tages fähig sein, die Möglichkeiten unseres Gehirns, intensiver zu nutzen.

Das menschliche Nervensystem funktioniert «automatisch», daher auch der Vergleich mit einem Computer. Milliarden von Zellen stehen über unzählige Bahnen miteinander in Verbindung. Diese Zellen haben sehr unterschiedliche Aufgaben, sie besitzen abstrakte und konkrete, konstruktive und destruktive, körperliche und intellektuelle Funktionen. All diese Funktionen werden mit einer geringen Menge Energie aufrechterhalten und mittels Impulsen aktiviert. In unserem Gedächtnis sind bestimmte Muster abgespeichert. Das Gehirn empfängt ständig Reize und Informationen von außen, die mit den im Gedächtnis vorhandenen Mustern verglichen werden. In manchen Situationen können die eingehenden Reize und Informationen ausgesprochen zahlreich sein. Sie werden unverzüglich selektiert und beurteilt, und es erfolgt eine adäquate Reaktion. Die rasendschnelle Beurteilung durch das Gehirn kann mit einer gut durchdachten Entscheidung verglichen werden, der das Abwägen von Argumenten sowie Überlegungen und Erläuterungen vorausgegangen sind. Das Gehirn benötigt für diesen Entscheidungsprozeß lediglich den Bruchteil einer Sekunde. Jede getroffene Entscheidung (und die darauffolgende Reaktion) wird inklusive der vorangegangenen Informationen im Gedächtnis gespeichert. Das Gehirn legt also ein neues Gedächtnismuster an, lernt aus der gemachten Erfahrung. Beim nächsten Mal werden die eingehenden Impulse noch schneller verarbeitet, und die erforderliche Reaktion wird noch schneller erfolgen als beim letzten Mal. Dieser gesamte Vorgang könnte mit der ersten Fahrstunde einer beliebigen Person verglichen werden. Zu Beginn wird der Fahrschüler mit neuen Erfahrungen und Informationen «überschüttet» und benötigt einige Zeit, um diese in Reaktionen und Handlungen umzusetzen. Er muß also ständig nachdenken, denn die erforderlichen Handlungen sind noch unbekannt, da noch kein passendes Muster im Gedächtnis vorhanden ist. Jede neue Entscheidung (Handlung), die getroffen wird, speichert das Gehirn nun im Gedächtnis ab, legt hierfür ein Muster an. Die Verarbeitung erneuter Impulse, also der gesamte Entscheidungsprozeß, wird immer weniger Zeit in Anspruch nehmen, denn die eingehenden Informationen sind dem Gedächtnis nunmehr bekannt. Eines Tages werden die einzelnen Handlungen so schnell hintereinander erfolgen, daß man glaubt, «automatisch» fahren zu können.

Unser Gehirn empfängt zahlreiche Informationen von den Sinnesorganen. Rezeptoren (Empfänger) haben die Aufgabe, ihre Informationen weiterzugeben. Diese Informationen werden über die zentralen Nervenzellen verbreitet, und es erfolgt eine adäquate Reaktion. Man könnte diese Informationen auch als ein Bündel von Befehlen betrachten. Ein Großteil der Informationen wird automatisch reflektorisch verarbeitet. Ein gewisser Teil wird von höheren Zentren im Gehirn beeinflußt, damit, wenn erforderlich, eine Wahl zwischen unterschiedlichen Möglichkeiten getroffen werden kann.

Das zentrale Nervensystem

Das Gehirn und das Rückenmark bilden zusammen das zentrale Nervensystem. Von der Wirbelsäule aus verzweigen sich die Nerven über den gesamten Körper. Dieses System beobachtet die Lebensumgebung des Körpers und signalisiert jede dort auftretende Veränderung. Die Nerven des Rückenmarks verbinden das zentrale Nervensystem mit dem vegetativen Nervensystem.

Das Gehirn

Das Endhirn, welches aus zwei Hirnhälften besteht, bildet den größten Teil des Gehirns. Jede dieser Hirnhälften umfaßt einen mit Flüssigkeit gefüllten Seitenventrikel, der wiederum mit einem dritten Ventrikel im Mittelhirn in Verbindung steht. Auf der Mittellinie (im Zwischenhirn) liegt die Zirbeldrüse, ein kleiner, kegelförmiger Gehirnkörper. Einen wesentlichen Teil des Zwischenhirns bildet der Thalamus, der aus vielen wichtigen Zentren und den sogenannten «Thalamuskernen» besteht. Diese Kerne stehen nicht nur untereinander sondern auch mit der Hirnrinde in Verbindung. Bei jeder Gehirnaktivität wird die Hauptaufgabe von den Thalamuskernen erfüllt, wie zum Beispiel bei der Schmerzempfindung, der Wahrnehmung sowie bei Emotionen. Außerdem prägen sie die Willenskraft und die Persönlichkeit eines Menschen mit.

In der hinteren Schädelgrube befindet sich das Kleinhirn, welches den größten Teil des Rautenhirns bildet. Das Kleinhirn koordiniert die Körperhaltung und die Körperbewegungen und kontrolliert gleichzeitig die Muskelspannung. Das Mittelhirn spaltet sich an der Vorderseite in zwei Hirnstiele, während es an der Rückseite zwei Hügelpaare trägt (oberes und unteres), die für das Gehör und das Sehvermögen mitverantwortlich sind. Vom Mittelhirn aus verzweigen sich die Gehirnnerven und treten an verschiedenen Stellen der Wirbelsäule nach außen. Zwischen den Kernen und Faserbündeln des Hirnstammes (der über das verlängerte Mark in das Mittelhirn übergeht) liegt ein Netzwerk aus Rückenmarksgrau, umgeben von der sogenannten weißen Substanz. Dieses Netzwerk steht mit diversen anderen Hirnteilen in Verbindung und es wird angenommen, daß diese Substanz für den Herzschlag, die Atmung und die Fortbewegung verantwortlich ist.

Das Rückenmark

Das Rückenmark ist der Teil des zentralen Nervensystems, der von der Wirbelsäule geschützt wird. Es besteht aus einer Säule aus Rückenmarksgrau, die von weißer Substanz umgeben ist. Diese transportiert einerseits die Informationen nach oben zum Thalamus, während andererseits die motorischen Signale des Gehirns nach unten weitergeleitet werden.

Das periphere Nervensystem

Das Wort «peripher» bedeutet «am Rande befindlich». Das periphere Nervensystem besteht aus den Nervenbahnen, die nicht zum zentralen Nervensystem gehören. Es besteht aus motorischen und sensiblen Nerven und verbindet das zentrale Nervensystem mit dem restlichen Körper. Motorische Nerven sind die Nervenbahnen, die die Impulse für Muskelbewegungen weiterleiten. Die sensiblen Nerven sind Nervenbahnen der sinnlichen Wahrnehmung, wie zum Beispiel die Gefühlsnerven. Manche dieser Sinnesnerven lenken gleichzeitig die exokrinen Drüsen (die Sekret absondernden Drüsen), die inneren Organe, die Blutgefäße und die äußeren Geschlechtsorgane. Dieser Umstand führt uns zum vegetativen Nervensystem.

Das vegetative Nervensystem

Das vegetative Nervensystem ist für die sogenannten «unwillkürlichen Körperprozesse» verantwortlich. In diesem Zusammenhang wurden bereits die exokrinen Drüsen, die Geschlechtsorgane, die Blutgefäße und die inneren Organe (Verdauung) erwähnt. Auch die Genesung einer Krankheit ist vom vegetativen Nervensystem abhängig. Dieses Nervensystem besteht aus einem sympathischen und einem parasympathischen Teil. Gemeinsam sorgen sie für das ausgeglichene und gute Funktionieren diverser Körperfunktionen.

Da die Nervensysteme von größter Wichtigkeit für das optimale Funktionieren des Körpers sind, hat die Natur für ausreichenden Schutz gesorgt. Das Gehirn wird von Knochen umringt (Schädel), und auch der Rückenmarkskanal wird von einem komplizierten Knochensystem, der Wirbelsäule, geschützt. Die Wirbelsäule besteht aus einer langen Reihe Knochen, den Wirbeln, innerhalb derer der Rückenmarkskanal «eingeschlossen» liegt, unberührbar und geschützt.

Es sollte stets beachtet werden, daß die Nervensysteme in engem Kontakt zueinander stehen, sich gegenseitig sogar dringend benötigen. Eine Störung oder Beschädigung eines der Systeme wird stets auch das andere System in Mitleidenschaft ziehen. Unter normalen Umständen können die Systeme nicht verletzt werden. Innerhalb des Rückenmarks fließt eine cerebrospinale Flüssigkeit, über die nicht viel bekannt ist. Wir wissen jedoch, daß diese Flüssigkeit für das Weiterleiten der Nervenimpulse von größter Wichtigkeit ist, während sie zusätzlich das Nervensystem nährt und reinigt.

Die Nerven

Von der Wirbelsäule aus verzweigen sich 32 Nervenpaare, von denen jedes aus milliarden Fasern besteht. Zwischen den Wirbeln befinden sich Öffnungen, die sogenannten «Foramina intervertebrale», durch die sich die Nerven ihren Weg bahnen. Außer über die Rückenmarksnerven verfügt der Körper noch über 12 Hirnnervenpaare. Die Hirnnerven führen zu den Augen, den Ohren, dem Gesicht und der Nase und ermöglichen die Bewegung des Kiefers. Diese Nerven funktionieren unabhängig von den Rückenmarksnerven.

Selbst die leichteste Reizung des Nervensystems kann eine Störung verursachen. Die kritischen Stellen der Wirbelsäule liegen zwischen den Wirbeln, bei den Zwischenwirbellöchern, da hier die Nervenwurzeln durchlaufen. Blockierte Wirbel können auf die Nerven drücken, so daß der normale Transport der Nervenimpulse beeinträchtigt (oder blockiert) wird. Ist dies der Fall, dann werden die Organe und Organfunktionen nur noch eingeschränkt oder gar nicht mehr mit Impulsen versorgt. Dies führt zu Krankheiten oder Fehlfunktionen. Wenn blockierte Wirbel Druck auf die Nerven ausüben, kann dies die Ursache für die unterschiedlichsten Beschwerden sein, zum Beispiel auch für ein vermindertes Sicht- oder Hörvermögen.

5.

Die Subluxation und die Störung des Nervensystems

Der Chiropraktiker sucht nach funktionellen Störungen innerhalb des Nervensystems, Störungen die das richtige Funktionieren des Nervensystems verhindern. Es kann sein, daß eine solche Störung in der Nähe der Rückenmarksegmente (Wirbel) auftritt. Auch ein Wirbelschiefstand kann eine Störung innerhalb des Nervensystems hervorrufen. Dieser Schiefstand wird Subluxation genannt. Dies ist oft die Stelle, auf die sich der Chiropraktiker während einer Behandlung konzentriert.

Zwischen den Wirbeln befinden sich Öffnungen (Foramina intervertebrale), durch die die Nervenwurzeln laufen. Die Gehirnimpulse, die in die Nervenwurzeln fließen, erreichen so die Organe. Ändert sich der Zustand der Wirbelsäule, kann es passieren, daß die Öffnungen schmaler werden. Die Nerven können aber nur dann einwandfrei arbeiten, wenn sie bei der Ausübung ihrer Aufgaben nicht behindert werden. Dies geschieht jedoch eindeutig durch diese Veränderung. Selbst die leichteste Störung eines Nervs kann zu Irritationen und Schmerzen führen. Es kommt sogar vor, daß der besagte Nerv eingeklemmt wird. Dadurch kann die Zufuhr der Nervenimpulse nur noch in geringem Maße stattfinden oder fast völlig blockiert werden. Wir wissen heute, daß diese Situation von einer sogenannten Subluxation verursacht wird (luxare, lat. Verrenkung). Die Abbildung 2 zeigt eine Bewegungsstörung zwischen zwei Wirbeln. Es handelt sich um eine Subluxation, bei der deutlich wird, daß der Nerv eingeklemmt ist und seine

Aufgabe, das Weiterleiten der Nervenimpulse zu den Organen, nicht länger ausführen kann.

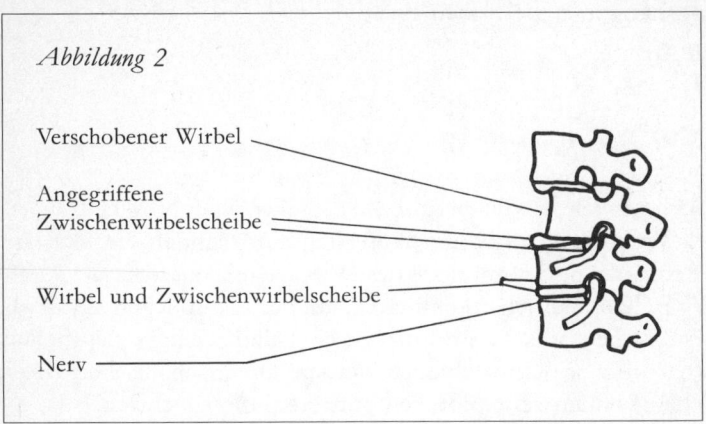

Abbildung 2

Verschobener Wirbel

Angegriffene
Zwischenwirbelscheibe

Wirbel und Zwischenwirbelscheibe

Nerv

In der regulären Medizin wird die Bedeutung einer Subluxation meistens verneint. Ein Chiropraktiker sieht eine Subluxation als Ursache für viele Beschwerden an, besonders für Schmerzen im Rücken, Kopf, Nacken, in den Schultern usw. Diese Schmerzen entstehen durch blockierte Nerven (oder gereizte Nerven), während die Subluxation andererseits auch eine erhöhte Zufuhr der Nervenimpulse verursachen kann. Auch letzteres kann Schmerzen und Beschwerden hervorrufen. Die jeweilige Kondition des Körpers bestimmt die Reaktion und das Maß an Schmerzen. Es sollte noch erwähnt werden, daß eine Subluxation nicht immer zu Beschwerden führen muß. Die Rückenwirbel sind den ganzen Tag über permanent in Bewegung. Eigentlich treten den ganzen Tag über immer wieder Subluxationen auf, diese Bewegungsstörungen zwischen den Wirbeln werden aber in den meisten Fällen wieder korrigiert. Manchmal ist ein kurzer Schmerz spürbar, meistens werden jedoch nicht einmal Schmerzen auftreten. Der Mensch spürt diese Subluxationen nicht. Aber die Natur kann sehr launenhaft sein, denn aus diversen Gründen, die wir später noch besprechen werden, kann es geschehen, daß ein oder mehrere Wirbel nicht auf die übliche Stelle zurückkehren. In so einem Fall bleibt die Subluxation bestehen, der Wirbel verharrt in der falschen Position.

Ursachen für eine Subluxation

Es gibt viele Ursachen für das Entstehen einer Subluxation, so daß nicht von einer am häufigsten auftretenden Ursache die Rede sein kann. Innerhalb des «Ursachenpaketes» kann jedoch zwischen deutlich erkennbaren, auf der Hand liegenden Ursachen (mechanische und psychische) und weniger deutlichen (chemischen) unterschieden werden. Die mechanischen Ursachen können sehr plötzlich auftreten, die psychischen Ursachen weniger plötzlich, aber noch verhältnismäßig schnell, während die chemischen am treffendsten als «schleichende Gefahr» bezeichnet werden können. Die chemischen Ursachen werden häufig auch nicht als Gefahren erkannt.

Mechanische Ursachen

Die mechanischen Ursachen springen gleich ins Auge. Sie sind die Folge von falschen Bewegungen und/oder Handlungen, bei denen die Wirbelsäule in Mitleidenschaft gezogen wird. Und wobei kann dies passieren?

Jeder Mensch hat in seinem Leben schon einmal die Erfahrung gemacht, daß er während des Bückens plötzlich ein «Knacken» im Rücken verspürt. Danach kann er nur schwer hochkommen und spürt mehr oder weniger heftige Schmerzen im Rücken- oder Beinbereich. Eine solche Situation beschreibt das Auftreten einer Subluxation am besten. Die Bewegungsstörung zwischen den Wirbeln hat sich nicht automatisch (also auf natürliche Weise) aufgehoben. Manchmal verschwindet der Schmerz unmittelbar nach dem Aufrichten: Der Rückenwirbel kehrt wieder an seinen üblichen Platz innerhalb der Wirbelsäule zurück. Der Schmerz kann aber auch einige Tage anhalten, erst allmählich schiebt sich der Rückenwirbel wieder dorthin wo er sein sollte. Es kann auch vorkommen, daß der Schmerz permanent vorhanden, die Subluxation also aufrechterhalten bleibt. Der Rückenwirbel wird dann ständig gereizt. Die Schmerzen können abklingen, aber die Bewegungsstörung selbst ist noch immer vorhanden. Letzteres stellt eine gefährliche Situation dar. Der Betroffene denkt oder glaubt, daß alles wieder in Ordnung ist, obwohl das Gegenteil der Fall ist. Die Schmerzen werden später, nach einigen Wochen oder sogar Jahren, wieder auftreten. In diesem Fall ist der Nerv zwar eingeklemmt, aber die Nervenimpulszufuhr ist noch nicht komplett blockiert. Es kann sogar sein, daß die Schmerzen erst so viel später wieder in Erscheinung treten, daß der Patient sich nicht mehr an den auslösenden Vorfall erinnern kann. Eine ähnliche (meist sehr plötzlich auftretende) Situation kann durch schwere körperliche Arbeit ausgelöst werden. So kann beispielsweise das Heben schwerer Gegenstände eine direkt auftretende Subluxation hervorrufen. Auch ein Automechaniker, der sich permanent über einen Wagen beugt oder andere «anstrengende» Bewegungen macht, ist ähnlich gefährdet. Häufig entsteht eine Subluxation auch während der Arbeit im Haus und/oder im Garten. Eigentlich sind alle Menschen, die eine schwere körperliche Tätigkeit ausüben, ständig der Gefahr einer Subluxation ausgesetzt. Kurz gesagt, es sind alle gefährdet, die sich häufig bücken, knien oder strecken, alles Bewegungen die nicht wirbelsäulengerecht sind. Hieraus folgt, daß bei Menschen, die einer schweren körperlichen Tätigkeit nachgehen, naturgemäß Subluxationen aus mechanischen Gründen wesentlich häufiger auftreten, als bei denen mit einer sitzenden Tätigkeit.

Doch auch die letztgenannte Gruppe trägt ein gewisses Risiko, denn auch im Büro lauern viele Gefahren. Allein das schlichte Sitzen auf einem falschen Stuhl, das ständige Strekken nach Akten, die zu hoch stehen bzw. das permanente Bücken nach Akten, die sehr niedrig abgestellt sind. Auch Autofahrer tragen ein erhöhtes Risiko. Oft sitzen sie in schlecht konstruierten Autositzen, die nicht nur nicht wirbelsäulengerecht, sondern sogar für die Wirbelsäule schädlich sind. Das wiederholte Ein- und Aussteigen sowie das Schleppen schwerer Taschen und Koffer kann eine Subluxation verursachen. Hier besteht überall die Gefahr einer schleichenden Subluxation, die nicht unmittelbar Schmerzen verursacht. Diese werden erst auf Dauer entstehen und manchmal, wie gesagt, sogar erst nach Jahren. Oftmals sitzen oder besser gesagt «lungern» wir abends dann noch auf unseren unbequemen Sofas. Dies trägt sicherlich nicht zur Erhaltung eines gesunden Rückens bei.

Ein Sturz, zu Hause, auf der Straße, beim Sport oder während der Arbeit kann eine direkte Subluxation zur Folge haben, die entweder direkt spürbar wird oder deren Auswirkungen wiederum erst nach Jahren in Erscheinung treten. Ebenso können sich nach einem Autounfall direkte Beschwerden bemerkbar machen. Fährt ein Wagen auf einen anderen auf, kann beim Fahrer ein Schleudertrauma ausgelöst werden. Der Nacken erhält einen plötzlichen Schlag und dies verursacht direkte oder später auftretende Schmerzen. Jahre später verspürte Nacken- und/oder Kopfschmerzen, Lustlosigkeit und Depressionen können die verspäteten Folgen eines derartigen Autounfalles sein.

Psychische Ursachen

Negative Emotionen können körperliche Beschwerden auslösen. Wir denken hierbei an Ängste, Depressionen, Wut, Kummer, Eifersucht und Rachegefühle. Alle Beschwerden, die aufgrund dieser Gefühle entstehen, werden psychosomatische

Krankheiten genannt. Diese Krankheiten haben immer eine tieferliegende psychische Ursache. Depressionen können beispielsweise Muskelanspannungen verursachen, die sich im Körper, vor allem im Bereich der Wirbelsäule, festsetzen. Halten die Depressionen an, werden die anormalen Muskelanspannungen chronisch. Letzteres kann zu Subluxationen führen. Wenn also die Muskeln unter permanenter Spannung stehen, kann dies dazu führen, daß auch die Wirbel dieser Spannung ausgesetzt sind und so quasi von ihrer Stelle innerhalb der Wirbelsäule «gezogen» werden. Auch dies ist eine häufig vorkommende Ursache einer Subluxation.

Häufig wird nicht deutlich, daß Emotionen eine Auswirkung auf den Zustand der Wirbelsäule haben, und somit werden sie nicht als mögliche Ursache der Subluxation erkannt. Zu den in Frage kommenden Emotionen rechnen wir auch «Streß». Wer unter einer permanenten Spannung lebt, ist nervös und ständig gereizt. Als direkte Folge kommt es zu einer Muskelanspannung. Obwohl diese Anspannung unbewußt abläuft, werden die Muskeln nicht in natürlicher Art und Weise angespannt. Auch die Bewegungen, die ausgeführt werden, sind zum großen Teil unnatürliche Bewegungen. Als Folge werden die Muskeln überhaupt nicht mehr entspannt. In einem derartigen Fall kann auch der Chiropraktiker nicht viel an den Ursachen des Leidens ändern. Denn wenn Kummer oder ein anderes Problem der Grund für Streß oder Überarbeitung ist, sollte der Patient diese zunächst selbst lösen. Natürlich kann der Chiropraktiker den Patienten beraten, aber bei der Behebung des tatsächlichen Problems kann auch er nur wenig helfen.

Die Lösung emotionaler Probleme ist für die körperliche Verfassung von wesentlicher Bedeutung. Die körperlichen Probleme können nicht allein durch eine Korrektur der Subluxation dauerhaft beseitigt werden. Schließlich gehen wir bei jeder Behandlung davon aus, daß nicht nur die eigentliche Beschwerde, sondern vor allem deren Ursache beseitigt werden muß. Die Beseitigung der Ursache ist wichtiger als die

Behandlung der Beschwerde. Wir sollten uns bewußt machen, daß negative Emotionen eine intakte Gesundheit stark beeinträchtigen können. Positive Emotionen haben dagegen eine äußerst heilende Wirkung. Diese kann sogar derart stark sein, daß durch die Veränderung von negativen hin zu positiven Emotionen die Beschwerden und damit sogar die Subluxation aufgehoben werden können.

Chemische Ursachen

Es handelt sich hierbei ebenfalls um schleichende Ursachen, da die Subluxation erst nach längerer Zeit entsteht und dadurch auch die körperlichen Beschwerden erst spät auftreten. Was sind chemische Ursachen? Ohne daß es uns bewußt wird, sind wir ständig «Angriffen von außen» ausgesetzt. Zu diesen Angriffen zählt beispielsweise die Luftverschmutzung durch Abgase von Fabriken, Autos u. a., aber auch die chemische Verseuchung des Körpers durch Nahrung, die mit vielen Farb-, Geruchs- und Geschmacksstoffen belastet ist. In Getränken befinden sich ebenfalls zahlreiche chemische Stoffe, um deren Geschmack und/oder Farbe zu intensivieren. Das Fleisch, das wir bei unserem Schlachter kaufen, hat seine rote Farbe nicht immer von Natur aus. Oft werden bereits chemische Stoffe verwendet, um das Wachstum der Tiere zu beschleunigen. Auch die Produkte des Gemüsehändlers sind oft mit Chemikalien besprüht, um lästige Insekten von den Gewächsen fernzuhalten und gleichzeitig das Wachstum zu fördern. Außerdem nimmt fast jeder Mensch alkoholartige Getränke zu sich, die voller Chemikalien sind. Manche rauchen Zigaretten oder Zigarren und verseuchen auf diese Weise ihren Körper. Es werden heutzutage immer mehr chemische Medikamente, wie z. B. Schlaf- und Beruhigungsmittel, verschrieben.

Wir wollen in diesem Zusammenhang nicht weiter auf Drogen eingehen, die bekanntlich dem Körper in kürzester Zeit sehr viel Schaden zufügen und sogar tödlich sein können. Zusammengefaßt nimmt jeder von uns jährlich eine Menge Chemikalien mit der Nahrung zu sich, atmet die verpestete Luft und verseucht eventuell selbst den eigenen Körper in irgendeiner Form. Der Körper reagiert auf diese Verseuchung, er protestiert und wehrt sich gegen die ihm fremden Stoffe. Viele Menschen glauben, daß Trinken und Rauchen eine beruhigende Wirkung auf das Nervensystem hat, aber das Gegenteil ist wahr. Das Nervensystem wird durch Alkohol und Nikotin gereizt und auf Dauer angegriffen. Als natürliche Reaktion kann so eine Subluxation entstehen. Wie bereits erwähnt wurde, handelt es sich hierbei um einen schleichenden Vorgang, da die Folgen der Verseuchung nur langsam zum Vorschein kommen. Eine Subluxation kann jedoch eine direkte Auswirkung der Verseuchung sein. Dies sollte sich jeder immer wieder vor Augen halten, ein Chiropraktiker macht es mit Sicherheit.

6.

Der Weg zum Chiropraktiker

Der größte Teil aller Patienten kommt über «Hörensagen» zum Chiropraktiker, um sich behandeln zu lassen. Bei dem anderen Teil des Patientenstammes eines Chiropraktikers handelt es sich um Menschen, die bewußt auf der Suche nach einem anderen Weg zur Genesung und Gesundheit sind, weil sie die Verabreichung von Medikamenten und anderen chemischen Stoffen ablehnen. Nur ein sehr geringer Teil der Patienten wird von einem anderen Therapeuten oder von einem (Haus-)Arzt zum Chiropraktiker überwiesen. Dies ist bedauerlich, auch wenn ein leichter Anstieg zu verzeichnen ist. Es gibt also schon einen Lichtblick, obwohl den Chiropraktikern immer noch Patienten begegnen, die bereits seit über fünfzehn Jahren unter heftigsten Rückenschmerzen leiden, oder mehr als die Hälfte ihres Lebens mit Migräne zu kämpfen hatten. Alles Patienten, denen schon viel, viel früher hätte geholfen werden können, aber die von der Existenz einer chiropraktischen Behandlungsmethode bisher nichts wußten.

Da im allgemeinen wenig über die Chiropraktik bekannt ist, werden wir in diesem Kapitel beschreiben, was einen Patienten erwartet, der einen Chiropraktiker konsultiert.

Im Wartezimmer

Im Wartezimmer eines Chiropraktikers werden im allgemeinen nur wenige Patienten gleichzeitig warten. Ein Chiropraktiker kann ziemlich genau festlegen, wieviel Zeit er für den einzelnen Patienten zur Verfügung haben muß. Der erste Termin wird ungefähr eine Stunde dauern, die darauffolgenden Termine variieren abhängig vom Befund zwischen zehn und dreißig Minuten. Dadurch muß kein Patient länger warten, als unbedingt notwendig ist, und er wird immer zu dem Zeitpunkt vom Chiropraktiker empfangen werden, der vorher vereinbart war.

Im Wartezimmer eines Chiropraktikers werden selten Patienten angetroffen, die krank aussehen, im Gegensatz zu den meisten Wartezimmern von Hausärzten und/oder Spezialisten. Die meisten Patienten haben bereits einige Termine hinter sich und können schon eine leichte Besserung der vorhandenen Beschwerden verzeichnen. Daher auch kein Wartezimmer mit klagenden Patienten, keine Gespräche über erschreckende Krankheiten, keine hustenden und niesenden Patienten. Angst vor Injektionen, vor einem unbekannten Leiden, vor der Überweisung an einen anderen Spezialisten oder ins Krankenhaus, diese Ängste sind im Wartezimmer eines Chiropraktikers nicht notwendig. Die Behandlung ist fast immer schmerzlos, es werden keine Medikamente verschrieben und es erfolgt (höchst wahrscheinlich) auch keine Überweisung an einen anderen Spezialisten (hierauf kommen wir noch zurück). Dazu kommt, daß der Patient nach einigen Behandlungsterminen weiß, was ihn erwartet und deshalb auch keine Angst zu haben braucht. Kurz gesagt, die Atmosphäre im Wartezimmer eines Chiropraktikers wird spürbar entspannt sein. Für viele Patienten ist dies eine große Erleichterung.

Das Gespräch

Wer sich im Sprechzimmer eines Chiropraktikers befindet, wird sich auch entspannt fühlen. Erstens fehlt der aufdringliche, antiseptische Geruch, der in allen Sprechzimmern und in Krankenhäusern vorhanden ist, zweitens befinden sich im Sprechzimmer eines Chiropraktikers keine medizinischen Instrumente. Das Sprechzimmer eines Chiropraktikers soll immer beruhigend auf den neuen Patienten wirken.

Für das erste Gespräch wird der Chiropraktiker mindestens eine halbe Stunde ansetzen und für die darauffolgende körperliche Untersuchung nochmals eine halbe Stunde. Dem Patienten wird ungeteilte Aufmerksamkeit gewidmet. Diese Vorgehensweise steht im Gegensatz zu den fünf bis zehn Minuten, die dem Patienten beim Besuch seines Hausarztes gewährt werden, bevor er mit einem Rezept in der Hand wieder draußen steht. Während des Gespräches geht der Chiropraktiker auf viele Einzelheiten und Fakten näher ein. Das Gespräch dient natürlich dazu, herauszufinden welche Beschwerden vorliegen. Es ist aber vor allem auch dazu da, um die Ursache der vorhandenen Beschwerden aufzuspüren und um festzustellen, wie lange der Patient schon mit diesen Beschwerden kämpft. So wird der Chiropraktiker die medizinische Vorgeschichte und die Lebensweise des betreffenden Patienten näher besprechen. Alle Fragen werden nur gestellt, um die Ursache der Beschwerden des Patienten herauszufinden. Der Chiropraktiker wird beispielsweise folgende Fragen stellen: Haben Sie schon einmal einen Autounfall gehabt, sind Sie irgendwann gestürzt oder haben einen schweren Schlag erhalten? Wie ist Ihre Arbeitssituation? Üben Sie eine körperlich schwere Tätigkeit aus? Wenn ja, worin besteht sie? Müssen Sie sich häufig bücken? Müssen Sie schwer heben, oder arbeiten Sie in gestreckter Haltung? Gehen Sie Hobbys nach, bei denen der Körper stark beansprucht wird bzw. viel Kraft erforderlich ist? Betreiben Sie Sport? Wurden Sie schon einmal operiert? Waren Sie mit Ihren Beschwerden bei einem Arzt oder Spezialisten in Behandlung? Wenn ja, welcher Art war die Behandlung? Nehmen Sie Medikamente ein? Wenn ja, welche? Rauchen Sie und/oder nehmen Sie Drogen? Trinken Sie viel Alkohol? Wovon ernähren Sie sich in der Regel? Gibt es zu Hause und/oder am Arbeitsplatz Probleme? Existieren irgendwelche Spannungen in Ihrem Leben? Wie schlafen Sie und wie sitzen Sie auf Stühlen und Sofas zu Hause? Die Beantwortung dieser Fragen vermitteln dem Chiropraktiker ein deutliches Bild des Patienten, welches hilft, die richtige Diagnose zu stellen. Diese wird jedoch immer erst nach der körperlichen Untersuchung gestellt. Der Chiropraktiker wird dem Patienten erklären, was er genau für ihn tun kann, welche Möglichkeiten ihm zur Verfügung stehen. Eventuell erläutert er dem Patienten anhand eines Modells der Wirbelsäule, was mit seinen Wirbeln geschehen wird. Mit Hilfe von Bildern kann der Chiropraktiker zeigen, wie das Nervensystem funktioniert. Auch der Ablauf der körperlichen Untersuchung und der eventuellen Weiterbehandlung wird erklärt. Er wird darauf eingehen, woraus die jeweilige Behandlung genau besteht, wie lange sie voraussichtlich dauern wird und wie hoch die Chance ist, daß die Behandlung erfolgreich verläuft. Ebenso wird er die ungefähre Höhe der entstehenden Kosten nennen und schließlich wird er dem Patienten raten, auf welche Weise er seine Lebensweise gesünder gestalten kann. Dies beinhaltet z. B. Übungen, die der Patient zu Hause ausführen sollte, welche Art von Matratze empfehlenswert ist, wie die Ernährung aussehen sollte und inwieweit zu Hause und während der Arbeit die Arbeitsabläufe sinnvoll angepaßt werden können. Es wird also deutlich, daß ein Chiropraktiker sich für die Feststellung der Diagnose ausreichend Zeit nehmen wird, damit die Beschwerden wirkungsvoll behandelt werden können. Insbesondere wird er die Zeit nutzen, um dem betroffenen Patienten ausführlich zu erklären, was im einzelnen mit ihm geschehen wird. Bereits nach dem ersten Besuch bei einem Chiropraktiker wird der Patient vieles über das Funktionieren des menschlichen Körpers, aber insbesondere über das Funktionieren seines eigenen Körpers, erfahren haben.

Nach diesem ersten Gespräch erfolgt eine gründliche körperliche Untersuchung des Patienten durch den Chiropraktiker.

Die Untersuchung

Im Anschluß an das ausgiebige Gespräch wird eine intensive körperliche Untersuchung durchgeführt. Hierzu wird der Patient gebeten, den Oberkörper freizumachen und sich auf die, speziell für chiropraktische Untersuchungen und Behandlungen konstruierte, Bank zu legen. Diese Bank hat eine Länge von ungefähr zwei Metern. Am Kopfende befindet sich eine spezielle Öffnung (Aussparung), in der der Kopf des Patienten ruht. Der Patient legt sich auf den Bauch. Da der Kopf in der Öffnung ruht, liegt der Patient nun gerade vor dem Chiropraktiker, Rücken und Nacken bilden eine Linie. Wäre keine Aussparung vorhanden, so würde der Kopf des Patienten leicht erhöht liegen, und dadurch würden Nacken und Kopf keine Linie bilden.

Wenn der Patient liegt, kann der Chiropraktiker mit seiner Untersuchung beginnen. Der erste Teil der Untersuchung besteht aus der sogenannten Palpation, dem Abtasten (palpieren: betasten). Es gibt zwei Arten der Palpation. Die erste Art findet am ruhig liegenden Patienten statt. Dabei tastet der Chiropraktiker die Wirbelsäule (zu der auch der Nacken gehört) ab, wobei er die empfindlichen und/oder schmerzhaften Stellen der Wirbelsäule aufspürt und eventuell verkrampfte Muskeln entdeckt. Der Patient sollte jedoch sofort Bescheid geben, wenn der Chiropraktiker eine der empfindlichen Stellen berührt. Der Chiropraktiker wird jeden Wirbel einzeln abtasten und hierbei versuchen festzustellen, ob tatsächlich ein Wirbel verschoben ist. Die zweite Art der Palpation findet in der Bewegung statt. Der Patient muß für diese Untersuchung stehen und seinen Körper nach vorn, hinten, links und rechts beugen. Der Chiropraktiker tastet den Patienten in den jeweiligen Körperhaltungen ab, um festzustellen, ob die verschobenen Wirbel jetzt spürbar oder sichtbar sind. Es ist sehr gut möglich, daß eine Bewegungsstörung erst in einer bestimmten Position deutlich wird (sichtbar oder spürbar), während bei einer anderen Körperhaltung diese Subluxation weder zu sehen noch zu spüren ist.

Tatsache ist, daß bei einer Subluxation häufig eine unterschiedliche Beinlänge entsteht. Dieser Unterschied kann verhältnismäßig groß sein, beispielsweise ein Zentimeter, er kann aber auch nur wenige Millimeter betragen. Ist eine Subluxation weder sichtbar noch spürbar, kann eine unterschiedliche Länge der Beine auf das Vorhandensein einer Subluxation hinweisen. Dieser Längenunterschied wird nach erfolgreicher Behandlung wieder verschwinden. Deshalb wird selbstverständlich die Beinlänge gemessen und dies wird nach einigen Behandlungen wiederholt. Wenn nach einiger Zeit kein Unterschied in der Beinlänge mehr vorhanden ist, unterstützt dieses die Behauptung, daß eine eventuelle Subluxation aufgehoben wurde. Natürlich ist dies nicht die einzige Methode eine Diagnose zu bestätigen.

Ein Chiropraktiker betrachtet den Patienten in seiner Totalität, das heißt er beobachtet den Körper eines Patienten sowohl im Stillstand als auch in Bewegung. Letzteres in den unterschiedlichsten Körperpositionen. So kann beispielsweise auffällig sein, daß der Patient eine Schulter tiefer hält als die andere. Auch dies kann ein Zeichen für eine vorhandene Subluxation sein. Nebenbei kann ein Chiropraktiker während seiner Diagnose eine schlechte allgemeine Körperhaltung des Patienten feststellen und gegebenenfalls eine Korrektur empfehlen (z. B. mittels Übungen und Haltungskorrekturen).

Deuten die Ergebnisse der Untersuchungen auf eine Störung innerhalb des Nervensystems, möglicherweise auf eine Subluxation, wird der Chiropraktiker einige Röntgenaufnahmen machen. Sie geben zusätzliche Informationen für die Indikation einer vorhandenen Subluxation. Röntgenaufnahmen werden entweder von der kompletten Wirbelsäule, angefangen mit dem Schädel bis zum untersten Wirbelsäulenabschnitt, oder nur von Teilbereichen der Wirbelsäule angefertigt. Diese Röntgenbilder bestätigen nicht nur eine vorhandene Subluxation, sondern lassen gleichzeitig erkennen, ob weitere, «tieferliegende» Krankheiten vorliegen, bzw. die körperliche Konstitution des Patienten die durchzuführenden Manipulationen erlaubt. Eine Röntgenaufnahme vermittelt stets ein deutliches Bild über die allgemeine Körperverfassung und dient immer mehreren Zielen. Es kann vorkommen, daß eine Subluxation selbst auf einer Röntgenaufnahme nicht zu erkennen ist. Ist dies der Fall, können andere Untersuchungsmethoden angewandt werden. In jedem Fall weiß ein Chiropraktiker nach einer gründlichen Untersuchung stets, was er zu erwarten hat, und er wird alle Ergebnisse in seiner Behandlungsmethode berücksichtigen. Wenn eine Subluxation eindeutig festgestellt wurde, ist die eigentliche Untersuchung beendet. Es kann vorkommen, daß ein Chiropraktiker im Einzelfall eine zusätzliche Untersuchung durchführt. Er kann beispielsweise an beiden Seiten des Körpers die Kraft der Muskeln messen. Wird eine Differenz festgestellt, so kann dies ein weiterer Hinweis sein.

Abschließend soll angemerkt werden, daß nicht jede Diagnose wie eben beschrieben durchgeführt wird. Vieles hängt vom Zustand des jeweiligen Patienten und von der Auffassung des behandelnden Chiropraktikers ab. Nicht jeder Chiropraktiker wird beispielsweise messen, ob Temperaturunterschiede an beiden Seiten der Wirbelsäule vorhanden sind bzw. einen Frequenzdetektor benutzen. Es kann sein, daß der behandelnde Chiropraktiker das Erstellen von Röntgenaufnahmen als unwichtig erachtet. Sei es, weil die Situation eindeutig ist oder weil der betreffende Chiropraktiker Röntgen aufgrund der Strahlung bzw. die Verwendung von Fotochemikalien ablehnt (siehe Kapitel «Strömungen innerhalb der Chiropraktik»).

Außerdem kann auch ein Patient prinzipieller Gegner des Röntgens sein. In diesem Zusammenhang sollte jedoch erwähnt werden, daß die verwendete Strahlendosis äußerst gering ist und als ungefährlich betrachtet werden kann. Wenn die Diagnose (Untersuchung) zeigt, daß eine chiropraktische Behandlung für die vorliegende Beschwerde nicht in Betracht kommt, so wird der Chiropraktiker den Patienten weiterverweisen.

7.
Die Behandlung

Nach der Diagnose erfolgt erneut ein kurzes Gespräch mit dem behandelnden Chiropraktiker über die kommende Behandlung. Der Chiropraktiker wird dem Patienten erklären, welche Behandlungsmethode notwendig ist, um die Beschwerden so rasch wie möglich zu beseitigen. In den seltensten Fällen wird der Chiropraktiker schon jetzt sagen können, wie viele Behandlungen notwendig sind. Dies ist von mehreren Faktoren abhängig. Das Alter des Patienten ist ein wichtiger Faktor, aber auch Art, Schwere und bisherige Dauer der Beschwerden sind ausschlaggebend für die Länge der Behandlung. Manchmal sind die Beschwerden erst eine Woche zuvor aufgetreten, es kommt jedoch häufig vor, daß sich der Patient bereits seit Jahren, in seltenen Fällen seit Jahrzehnten mit den Beschwerden herumquält. Es liegt auf der Hand, daß in den letztgenannten Fällen mehrere Behandlungen notwendig sind. Wie viele genau ist immer schwer zu sagen, denn der Chiropraktiker weiß nie im voraus, wie der Körper auf die jeweilige Behandlungsmethode reagieren wird. Es kommt vor, daß der Körper schon nach einer Behandlung reagiert, doch es ist ebenso möglich, daß erst nach zwei, drei Behandlungen eine Verbesserung zu verzeichnen ist. Wie auch immer, es werden meistens nicht mehr als zehn Behandlungen erfolgen.

Die Behandlung verläuft folgendermaßen: Der Patient muß sich auch jetzt wieder auf die Bank legen. Der Chiropraktiker weiß nun, welche Wirbel gereizt sind und deshalb korrigiert werden müssen. Die Behandlung hat die Aufhebung der funktionellen Störung innerhalb des Nervensystems zum Ziel, unter anderem durch die Korrektur einer Subluxation.

Er kann hierfür verschiedene Methoden anwenden. Bei einer Methode liegt der Patient in gerader Haltung bäuchlings mit seinem Kopf in der Aussparung der Liege. Bei anderen Methoden liegt der Patient entweder mit über den Kopf ausgestreckten Armen oder auf der linken bzw. rechten Seite. In all diesen Lagen wird durch den Chiropraktiker leichter Druck auf die angegriffenen oder gereizten Wirbel, die für die funktionelle Störung innerhalb des Nervensystems verantwortlich sind, ausgeübt. Die Höhe des Drucks variiert. Von Zeit zu Zeit sind leise, knackende Geräusche hörbar. Dieser «Knacks» entsteht durch die plötzliche Energieübertragung im Gelenk.

Ohne daß der Patient viel davon spürt, schließlich liegt er ja bäuchlings oder auf der Seite, «beschäftigt» sich der Chiropraktiker mit seinem Rücken. Mal wird er einige Sekunden lang einen konstanten Druck auf die Wirbel ausüben, dann wieder ist es ein kurzer Stoß auf bestimmte Wirbel. Während der ganzen Behandlung, auf jeden Fall aber direkt danach, wird der Chiropraktiker den Zustand des gesamten Körpers beobachten. Die Behandlungsbank bietet die Möglichkeit, einen Patienten in eine vertikale Lage zu versetzen und ihn in dieser Lage wie beschrieben zu untersuchen und zu behandeln. Außer den Wirbeln wird auch die Schulterpartie gründlich vom Chiropraktiker untersucht werden. Er wird versuchen, vorkommende Abweichungen der Schultern (auch zueinander) zu korrigieren. Manchmal erscheint dem Patienten die Behandlung lediglich als ein leichtes Ziehen und Drücken, aber jede Handlung ist zielgerichtet und wird sehr vorsichtig durchgeführt.

Die Behandlung durch einen Chiropraktiker ist immer schmerzfrei. Der Patient wird den auf die Wirbel ausgeübten Druck verspüren, und in einigen Fällen wird er sich bei der Korrektur eines Wirbels erschrecken, aber richtige Schmerzen und/oder Reizungen werden mit Sicherheit nicht auftreten.

Während oder nach einer Behandlung kann der Chiropraktiker veranlassen, daß sich der Patient vor ihm auf einen Hocker
setzt. Er selbst wird sich hinter den Patienten setzen und erneut
seine Behandlung durchführen, oder er beobachtet die Körperhaltung in sitzender Position.

Die Reaktion auf die Mobilisation

Bei der Subluxation handelt es sich ja um eine Bewegungsstörung zwischen zwei Wirbeln, bei der möglicherweise auch die
Nerven eingeklemmt sind. Die Nerven können die Nervenimpulse nicht mehr in ausreichendem Maße weiterleiten. Gerade die Organe sind aber von diesen Impulsen abhängig und
«warten auf Nachschub». Wenn die Wirbel durch einen Chiropraktiker behandelt werden, kann es sein, daß die Blockade
bereits nach ein oder zwei Terminen aufgehoben ist. Folglich
werden die Nervenimpulse wieder unbehelligt transportiert.
Es ist natürlich, wenn der betreffende Nerv eine Art «Schreck-
reaktion» zeigt. Schließlich wurde die Impulszufuhr manchmal jahrelang durch die Blockade beeinträchtigt oder verhin-
dert. Nun ist der Nerv wieder befreit, und es kann sein, daß
durch das Adjustment zusätzlich Nervenimpulse entstanden
sind, die nun von einer Minute zur anderen tief in das Nervensystem eindringen können. Somit ist es nicht verwunderlich, wenn direkt nach einer Behandlung ein steifes Gefühl im
Nacken oder ein prickelndes Gefühl im Kopf auftritt. Auch in
anderen Bereichen des Körpers finden chemische Reaktionen
statt. Viele Körperteile werden jetzt optimaler durchblutet
und auch andere Körperflüssigkeiten zirkulieren nun besser.
In manchen Fällen steigt der Blutzuckerspiegel an. Gerade
nach der ersten Behandlung reagiert jeder Körper verschie-
den. Einige Patienten fühlen sich durch die Körperreaktionen
erholter und energiegeladener, andere sind dagegen nach der
Behandlung schlapp und schläfrig. Es kann manchmal zu

Kopfschmerzen und einer leichten Übelkeit kommen. Außer der wiederhergestellten Zufuhr der Nervenimpulse führt die Behandlung auch dazu, daß bisher in Mitleidenschaft gezogene Muskeln wieder funktionsfähig sind. Der Körper muß all dies erst einmal verarbeiten und sich an die mehr oder weniger veränderte Situation gewöhnen. In der Vergangenheit hat er viele Aufgaben vernachlässigt oder nur noch ungenügend ausgeführt. Diese Arbeiten können und müssen nun wiederaufgenommen werden. Man bedenke, daß jeder Körper ein Unikum ist und es deshalb schwer ist, vorherzusagen wie ein Körper reagieren wird. Während der eine Körper sofort wieder seine Funktionen voll erfüllt, wird ein anderer noch einige Zeit Schwierigkeiten haben. Jeder Patient sollte sich vor Augen halten, daß alle Reaktionen normal sind und daß die weniger angenehmen Reaktionen auch schnell wieder abklingen werden. Der Patient wird sich in jedem Fall schnell wieder erholen, meist schon einige Stunden nach der Behandlung.

Auch die Reaktion auf die Behandlung der gleichen Beschwerden kann individuell unterschiedlich sein. Bei dem einen Patienten werden die Schmerzen im Rücken (es können auch Kopfschmerzen sein) schon nach einer einzigen Behandlung verschwinden, ein anderer Patient benötigt dagegen eine Serie von Behandlungen, bis eine leichte Besserung zu verzeichnen ist.

Welche Reaktionen der Körper auch immer zeigen mag, bei einer fachmännischen chiropraktischen Behandlung wird der Patient nie gefährdet sein. Handelt es sich um eine eindeutige Beschwerde, die direkt mit dem Stand der Wirbelsäule und einer Bewegungsstörung zwischen zwei Wirbeln zusammenhängt, so wird es selten oder nie vorkommen, daß nach einigen Behandlungen keine Besserung eintritt. Jeder Chiropraktiker kann fast immer garantieren, daß eine Beschwerde, die eindeutig von einer Subluxation hervorgerufen wird, durch eine Behandlung verbessert/aufgehoben werden kann. Fast, weil der menschliche Körper nicht immer vollständig zu ergründen ist. Aber nochmals: In den Fällen, bei denen keine Verbesserung auftritt, wird der Chiropraktiker seine Behandlungen nicht endlos fortsetzen. Aber Beschwerden wie Rücken-, Nakken- oder Schulterschmerzen sowie Schmerzen in den Gelenken werden in den meisten Fällen schnell auf eine chiropraktische Behandlung reagieren.

Chiropraktiker sind keine Wunderheiler

Manche Leute denken, daß ein Chiropraktiker alles kann, also eine Art Wunderheiler ist. Wohl ist der Chiropraktiker ein Therapeut, der viele Beschwerden beseitigen kann, man sollte jedoch hierbei nicht außer Betracht lassen, daß der menschliche Körper eine der kompliziertesten ‹Maschinen› ist, die man sich überhaupt vorstellen kann. Gerade diese Tatsache führt dazu, daß es keinen Arzt oder Therapeuten gibt, der jede Art von Beschwerden beseitigen kann. Es spricht nichts dagegen, bei einer schweren Krankheit zusätzlich zur regulären Behandlungsmethode auch eine chiropraktische in Anspruch zu nehmen. Beispielsweise bei Krebs: Es sind Fälle bekanntgeworden, bei denen eine chiropraktische Behandlungsmethode das Wachstum des Krebsgeschwüres zum Stillstand gebracht hat. Außerdem kann der Chiropraktiker die Schmerzen lindern, die durch Krebs oder andere Krankheiten verursacht werden. Wer von einem Chiropraktiker behandelt werden möchte, kann diesen jederzeit in Anspruch nehmen. Man sollte jedoch immer bedenken, daß in ernsten Krankheitsfällen nicht immer ein gutes Resultat erzielt wird. Der Chiropraktiker weist den Patienten in so einem Fall jedoch auf diese Tatsache hin. Entdeckt ein Chiropraktiker selbst eine ernsthafte Krankheit bei einem Patienten, wird er diesen an einen Arzt verweisen oder, falls der Patient dies wünscht, selbst Kontakt mit einem anderen Therapeuten oder regulären Arzt aufnehmen.

Und nach der Behandlung?

Gesetzt den Fall, daß bei einer bestimmten Beschwerde die chiropraktische Behandlung zur Genesung geführt hat. Was dann? Hier gehen die Meinungen sehr auseinander. Manche vertreten die Meinung, daß es sinnlos sei, sich regelmäßig in die Obhut eines Chiropraktikers zu begeben. Deswegen sinnlos, weil eine Subluxation immer von einer auf die andere Minute entstehen kann. Die Vertreter dieser Auffassung sind überzeugt, daß es ausreicht, einen Chiropraktiker aufzusuchen, wenn sich neue Beschwerden bemerkbar machen. Wir teilen diese Meinung jedoch nicht: Gerade eine Subluxation bedeutet immer eine schleichende Gefahr. Die Subluxation kann entstanden sein, ohne daß uns diese Tatsache bewußt wurde, und sie kann auch Jahre später noch das Entstehen von Beschwerden verursachen. Diese Beschwerden werden dann oft schlimmer sein, als wenn die Subluxation schon eher diagnostiziert und behoben worden wäre. Das Nervensystem ist ja sehr kompliziert und diese eine Verletzung kann weitere Verletzungen im Körper zur Folge haben. Verletzungen oder Beschwerden, die nicht entstanden wären, wenn die anfängliche Beschwerde gleich gründlich behandelt worden wäre. Wir teilen also die Meinung der zweiten Strömung innerhalb der Chiropraktik, die es sehr wohl für erforderlich hält, sich in regelmäßigen Abständen von einem Chiropraktiker untersuchen zu lassen. Auch dann, wenn keine Beschwerden vorhanden sind; denn auch die präventive Wirkung eines derartigen Besuches ist nicht zu unterschätzen. Sicherlich ist letzteres besonders ratsam für die Patienten, bei denen bereits vorhandene Beschwerden behoben wurden. Normalerweise sollte sich jeder mindestens halbjährlich zur Kontrolluntersuchung bei einem Chiropraktiker einfinden.

Eine Kontrolluntersuchung ist noch wichtiger für die sogenannten Risikogruppen. Zu diesen Gruppen gehören Menschen mit schwerer körperlicher Tätigkeit und ältere Leute (siehe Kapitel «Chiropraktik in der Praxis», «Chiropraktik und Kinder» und «Chiropraktik und ältere Menschen»).

In den meisten Fällen wird ein Chiropraktiker einem Patienten, den er bereits behandelt hat, wichtige Ratschläge dahingehend geben, wie dem Entstehen einer neuen Beschwerde vorgebeugt werden kann. Diese Tips beziehen sich manchmal auf eine insgesamt gesündere Ernährung oder Lebensweise, oder auf eine Änderung der Lebensumstände sowohl zu Hause als auch am Arbeitsplatz (z. B. eine bessere Matratze, andere Stühle etc.), sie können aber auch in der Empfehlung von bestimmten Übungen bestehen. Wir gehen davon aus, daß sich ein ehemaliger Patient vorsehen sollte, so daß er Beschwerden zukünftig vorbeugen kann. Nachdem Sie näher Bekanntschaft mit der Chiropraktik gemacht haben, lautet der beste Ratschlag: Leben Sie bewußt und denken Sie daran, was alles passieren kann. Allein mit diesem Bewußtsein kann man vielem vorbeugen.

8.

Chiropraktik und Sportverletzungen

Die Chiropraktik kann für jeden Menschen wichtig sein, sowohl als Methode zur Beseitigung jeglicher Art von Beschwerden, als auch im präventiven Sinne. Wir werden aber trotzdem einige Gruppen betrachten, für die die Chiropraktik von besonderer Bedeutung sein kann. Zu diesen Gruppen gehören Sportler, ältere Menschen, Kinder sowie Menschen, die mit streßbedingten Beschwerden kämpfen. Und dann ist da noch die große Gruppe der Menschen, die unter Rückenbeschwerden leiden.

Beim Betreiben einer Sportart werden zahlreiche Organe und Körperfunktionen sehr stark beansprucht, wie z. B. Rückenwirbel, Muskeln, Gelenke, Herz und Lunge. Natürlich muß das Betreiben einer Sportart grundsätzlich als gesundheitsfördernd betrachtet werden. Durch die Inanspruchnahme von Muskeln, Herz und Lungen gewinnt der Körper an Kondition, während gleichzeitig die Kompensation zur alltäglichen Arbeit geistig entspannend wirken kann. Das Betreiben einer Sportart hat also sowohl körperliche als auch psychische Vorteile, solange nicht übertrieben wird. In solchen Fällen können nämlich die Organe zu schwer belastet werden. Auch eine zu plötzliche Steigerung der körperlichen Aktivitäten, wie es bei schweren Kraftübungen sicherlich der Fall ist, kann zu Problemen führen. Trotz vieler Vorteile kann das Ausüben einer Sportart auch die Ursache vieler Beschwerden sein. Sportler sind zu jeder Zeit der Gefahr einer Sportverletzung ausgesetzt.

Meistens sind diese Verletzungen allgemeiner Art und harmlos. Durch ein ausreichendes Warm-up und ein ausgeglichenes, begleitetes Training wäre ihnen auch leicht vorzubeugen gewesen. Den vorhergehenden Kapiteln war jedoch schon zu entnehmen, daß viele Verletzungen, die zunächst als harmlos betrachtet werden (Stürze, Stöße etc.), langfristig zu Beschwerden ernsthafterer Natur führen können. Regelmäßige Kontrollbesuche bei einem Chiropraktiker können daher so manchem Kummer vorbeugen. Gleichzeitig kann der Chiropraktiker als Spezialist für die Wirbelsäule, Muskeln und Gelenke betrachtet werden. Er ist daher die richtige Anlaufstelle für die Behandlung schlimmerer Verletzungen. Der Besuch eines Chiropraktikers ist gerade bei der aktiven Betreibung einer Sportart sehr empfehlenswert.

Häufige Verletzungen

Manche Verletzungen sind harmlos und werden auch von selbst wieder verschwinden, während andere Verletzungen das Risiko bleibender Schäden in sich tragen, Schäden, die nicht auf Anhieb spürbar sind, die aber mit fortschreitendem Alter viele Beschwerden hervorrufen können. Jeder Mensch, der eine Sportart betreibt, kennt die Beschwerden und Verletzungen, die eigentlich tagtäglich auftreten können, im folgenden werden wir die häufigsten Sportverletzungen, die von einem Chiropraktiker behandelt werden können, näher betrachten.

Nackenverletzungen

Eine Nackenverletzung tritt häufig bei rüderen Sportarten auf, die viel Körpereinsatz erfordern, wie beispielsweise das Rugby oder der Fußball. Auch beim Bogenschießen ist das

Verrenken des Nackens eine immer wieder auftretende Beschwerde, ebenso wie beim Reiten. Hier kommt es nicht selten zu Stürzen, sowohl bei Anfängern als auch bei erfahrenen Reitern, die die Ursache auftretender Nackenbeschwerden sein können.

Schulterbeschwerden

Eine Verrenkung und Zerrung der Schulter tritt oft bei den folgenden Sportarten auf: Rugby, Handball, Tennis, Squash, Bogenschießen, Tontaubenschießen, verschiedenen Feldsportarten (Hockey), Golf, Judo, Schwimmen, Cricket, Bowling und den sogenannten Kampfsportarten.

Beschwerden an den Armen

Kampfsportarten wie Boxen, Ringen und ebenfalls wieder Rugby sind die Sportarten, bei denen vor allem Armverletzungen häufig auftreten können.

Beschwerden an den Ellbogen

Bei den Sportlern, die Tennis, Squash, Badminton oder Golf spielen, sind häufig Beschwerden an den Ellbogengelenken zu verzeichnen.

Die Handgelenke

Schmerzen im Handgelenk (in den Handgelenken) treten vor allem bei denjenigen auf, die folgende Sportarten betreiben: Tennis, Judo, Volleyball, Badminton, Squash und Gewichtheben.

Hände und Finger

Prellungen, Knochenbrüche und Verrenkungen der Finger und Hände sind oft vorkommende Verletzungen beim Boxen und anderen Kampfsportarten, aber auch beim Schlitt- und Rollschuhlaufen, Cricket, Rugby, Volleyball und Handball.

Rückenbeschwerden

Es gibt nur wenig Sportarten, die nicht das Risiko von Rückenbeschwerden mit sich bringen. Rückenwirbelstörungen sind leider oft Begleiterscheinungen bei den Sportarten, die manchmal eine harte Konfrontation mit dem Gegner erfordern. Beispielsweise: Fußball, Rugby, Kampfsportarten, Ballspiele, Gewichtheben, Reiten, Kegeln und Bowlen, alle Rückschlagspiele und sogar Joggen.

Steißbein

Probleme am Steißbein treten sehr oft durch das Reiten auf, besonders beim Springreiten.

Bauchmuskulatur

Vor allem Gewichtheben oder Krafttraining führt häufig zu
Beschwerden der Bauchmuskulatur.

Die Knie

Bei den meisten Sportarten werden die Kniegelenke stark beansprucht. Beschwerden wie Verstauchungen des Kniege-
lenks, Muskel- und Sehnenentzündungen sowie Schleimbeu-
telentzündungen sind vor allem bei Sportarten wie Rugby,
Fußball, Golf, Skifahren, Schlitt- und Rollschuhlaufen, Rad-
sportarten und Joggen zu verzeichnen.

Knöchel

Das Verstauchen des Knöchels sowie eine Entzündung der
Achillessehnen sind häufig auftretende Beschwerden beim
Tennis, Badminton, Skifahren, Leichtathletik, Fußball und
Joggen.

Füße und Zehen

Eine Entzündung der Fußsohle (Plantaris Fasciitis) und Frakturen der Zehen kommen oft beim Joggen und Fußball vor.

Wie kann man Sportverletzungen vorbeugen?

Betrachtet man die vorhergehende Aufzählung der möglichen Sportverletzungen, so ist es eigentlich unvermeidbar, daß der Gedanke aufkommt, die Ausübung einer Sportart sei riskant. Natürlich ist dies keineswegs der Fall. Wie schon vorher angemerkt, ist das Betreiben von Sport sicherlich sehr gesundheitsfördernd. Sport kann jedoch ein Risikofaktor werden, wenn der Sportler seine Sportart unüberlegt ausübt. Verletzungen beim Sport sind zu häufig die direkte Folge eines schlechten Trainingsprogrammes, unregelmäßigen Trainings, überstürzten Trainings (um schnell zu Resultaten zu kommen) oder eines nicht auf die jeweilige Sportart abgestimmten Trainings. Außerdem sollte man sich ernsthaft fragen, zu welchem Zweck Sport betrieben werden soll. Man kann eine Verbesserung des Ausdauer- oder Leistungsvermögens, oder eine Erhöhung der Muskelkraft anstreben. Dies sind lobenswerte Ziele, die sich jeder individuell setzen kann. Möchte man jedoch eine mehr oder weniger professionelle Sportleistung vollbringen, ist es ratsam, einen guten Trainer in Anspruch zu nehmen.

Training

Ein guter Trainer wird nie zu überhöhten Leistungen antreiben, sondern immer die individuellen und spezifischen Umstände eines jeden Sportlers betrachten. Hierzu gehören u. a. das Alter des Sportlers und seine medizinische Vorgeschichte (z. B. frühere Verletzungen) sowie eventuelle andere gesundheitliche Faktoren. Eigentlich sollte jeder, der ernsthaft Sport betreibt, diese Faktoren selbst beachten. Wenn während des Trainings Schmerzen auftreten, oder sich eine Verstauchung oder Verrenkung bemerkbar macht, sollte dies unverzüglich mit dem Trainer besprochen werden. Niemand außer dem

Sportler selbst, kann besser angeben, was während des Trainings in und mit seinem Körper vor sich geht.

Weitere Voraussetzung für die meisten Sportler ist natürlich eine gute Ausrüstung, wie spezielle Sportbekleidung, geeignetes Schuhwerk, Handschuhe und, für Frauen, ein Sport-BH etc. . . Bei vielen Sportarten werden außerdem spezielle Geräte während des Trainings verwendet. Hanteln und andere Apparaturen fürs Gewichtheben, Fahrrad- und Rudermaschinen sowie Geräte zur Erhöhung der Muskelkraft. Wenn derartige Geräte verwendet werden, ist die Beratung durch einen Trainer erforderlich, da eine falsche Anwendung zu schweren Verletzungen führen kann.

Leichte und schwere Verletzungen

Leichte Verletzungen können vom Sportler sehr gut selbst behandelt werden. Dies sind beispielsweise blaue Flecken, Beulen, Schrammen und Blasen. Liegt jedoch eine schwerere Verletzung im Zusammenhang mit Muskeln, Gelenken, Gelenkbändern oder mit dem Rücken vor, ist es empfehlenswert einen Chiropraktiker aufzusuchen. Der Chiropraktiker kann entscheiden, ob der Sportler die Verletzung selbst behandeln kann, oder ob sie für eine chiropraktische Behandlung in Betracht kommt. In manchen Fällen reicht bereits die Anwendung von Kompressen oder das Durchführen einer bestimmten Übung aus. In anderen Fällen wird der (nicht immer sichtbare) Schaden nur mit einer chiropraktischen Behandlung zu beheben sein.

Die chiropraktische Betreuung

Wenn man sich bereits in einem frühen Stadium zu einem Chiropraktiker begibt, kann meistens sofort mit der Behandlung begonnen werden. Auf diese Weise wird oft schlimmeren Beschwerden vorgebeugt. In den Vereinigten Staaten lassen sich viele Topsportler entweder von einem Chiropraktiker begleiten, oder stehen unter ständiger Kontrolle eines Chiropraktikers.

9.

Chiropraktik und Kinder

Aus den vorhergehenden Kapiteln wissen wir, wie bedeutsam die Wirbelsäule für das gute Funktionieren des Körpers sowie die allgemeine Gesundheit ist. Eine wichtige Aufgabe der Zwischenwirbelscheiben ist deren stoßdämpfende Wirkung. Sie müssen die schlimmsten Stöße auffangen und werden, besonders in der Kindheit stark beansprucht. Trotz der schützenden Knochen und der genannten «Stoßdämpfer», kann es gerade bei Krabbel- und Schulkindern sowie bei Jugendlichen zu schweren Schäden kommen. Ein Baby kann vom Wickeltisch fallen. Begeisterten Eltern, Brüdern oder Schwestern entgleitet das Baby beim spielerischen «in die Luft werfen». In der Phase des Laufenlernens fällt das Kind oft zu Boden oder gegen Möbel. Beim Spielen mit anderen Kindern kommt es zu Stürzen und Stößen. Jedes Elternteil kennt die Folgen: Weinkrämpfe, Knieverletzungen und blaue Flecken. All dies deutet darauf hin, daß das Kind kurze Zeit Schmerzen spürte (und hatte). Die Schmerzen werden schnellstens von Vater und/oder Mutter gelindert und das Kind wird den Vorfall auch relativ rasch wieder vergessen. Es besteht jedoch die Möglichkeit, daß die Rückenwirbel die Belastung durch die ständigen Stöße und Vibrationen nicht ohne weiteres verkraften. Ist dies der Fall, werden im späteren Leben Probleme auftreten (Rücken- und Kopfschmerzen), deren Ursachen jedoch in der frühesten Jugend zu suchen sind. Bei den Stößen und Schlägen in der frühen Kindheit bleibt es jedoch nicht. Wenn ein Kind älter wird, lernt es beispielsweise Fahrradfahren oder Reiten. Es beginnt mit Schlitt- und Rollschuhlaufen, Fußball- oder Hockeyspielen, Skifahren oder anderen Sportarten, bei denen harte Konfrontationen nicht zu vermeiden sind. Während der Pubertät fährt das Kind eventuell Cross-Fahrrad, Motorrad oder ähnliches, Aktivitäten bei denen schlimmere Stürze zur Normalität gehören. Nur in vereinzelten Fällen ist gleich von Anfang an klar, daß irgend etwas schiefgegangen ist. Meistens verschwinden die Schmerzen und es scheint so, als ob keine schlimmeren Schäden entstanden sind. Auftretende Schmerzen werden als normal empfunden. Wir halten diese für sogenannte «Wachstumsschmerzen», Schmerzen die zum Wachstumsprozeß gehören. In Wirklichkeit können diese Schmerzen aber eine direkte Folge von Problemen der Rückenwirbel sein.

Die lange Liste möglicher weiterer Ursachen ist noch nicht komplett. Ebenso wie Erwachsene können sich auch Kinder (insbesondere sogar Kinder) eine schlechte Körperhaltung angewöhnen. Auch sie können, unbewußt, unter schlechten «Arbeitsbedingungen» leiden. Eventuell schlafen sie in ungeeigneten Betten, sitzen tagsüber zusammengesunken auf ihren Schulbänken und stundenlang auf den zu weichen Sofas vor dem Fernseher. Die noch in ihrer Entwicklung befindliche Wirbelsäule wird auf diese Art und Weise nicht die erforderliche Unterstützung bekommen. Auch die Schädigung durch zu niedrige Schulbänke für die größeren Kinder ist zu bedenken. Die Kinder arbeiten mehrere Stunden des Tages in einer vornübergebeugten Haltung. Der Kinderrücken ist sehr biegsam und permanent in der Entwicklung. Es ist überflüssig zu erwähnen, daß eine junge Wirbelsäule eine geeignete Schulbank, einen richtigen Schreibtisch, eine wirbelsäulengerechte Matratze und einen guten Stuhl benötigt. Durch diese Faktoren wird eine richtige Körperhaltung unterstützt und stimuliert. Leider müssen wir gleichzeitig eingestehen, daß all dies im normalen Alltagsleben nur schwer zu erreichen ist.

Für die Chiropraktik gilt, daß Kindern mit Wirbelsäulenproblemen schnell geholfen werden kann, indem die betroffenen Wirbel korrigiert werden. Gleichzeitig richtet sich eine chiropraktische Behandlung auf die Identifikation von individuellen Beschwerden, und das Korrigieren und Beheben der entstandenen Störungen.

Wann sollte man einen Chiropraktiker aufsuchen?

Angesichts aller erwähnter Risiken der frühen und/oder späten Kindheit ist es empfehlenswert, mit einem Kind in regelmäßigen Abständen einen Chiropraktiker aufzusuchen. Primär sollte dies ein Kontrollbesuch sein, und eventuell ist eine präventive Behandlung sinnvoll. Bedenken Sie stets, daß bezüglich der Gesundheit im späteren Alter vieles auf dem Spiel steht. Eltern neigen stets dazu, bei dem oft harmlosen Wehklagen aufgrund irgendwelcher Beulen oder Schrammen nicht an schlimme Spätfolgen zu denken. In den meisten Fällen trifft dies glücklicherweise auch zu. Die Beulen und Schrammen verschwinden und somit auch die Schmerzen. Manchmal ist jedoch die Basis für spätere Beschwerden gelegt. Eine von vielen möglichen Folgen ist eine Rückgratdeformation, die wiederum neurologische Beschwerden hervorrufen kann. Ein Chiropraktiker wird die Symptome erkennen und die richtige Diagnose stellen. Er ist somit in der Lage, fast alle Störungen der Wirbelsäule zu behandeln. Wichtig ist ebenfalls, daß er die jeweiligen Beschwerden und die notwendige Behandlung einfach und verständlich erklären wird.

Eine sehr genaue Diagnose ist von größter Wichtigkeit. Ein Chiropraktiker wird deshalb zunächst die medizinische Vorgeschichte des Kindes betrachten. Hatte das betreffende Kind schon eine ernsthafte Krankheit, gibt es bestimmte Lebensumstände die von Bedeutung sind, vielleicht sogar zu diesen Beschwerden geführt haben? Darauf erfolgt die körperliche Untersuchung, während der sich der Chiropraktiker vor allem auf die Wirbel sowie das Becken konzentriert. Auch die Körperhaltung wird aufmerksam betrachtet, und die Wirbel werden einzeln abgetastet. Die Untersuchung wird zeigen, ob eine chiropraktische Behandlung notwendig ist. Wenn ja, wird der Chiropraktiker die betroffenen Rückenwirbel manipulieren oder eine Korrektur vornehmen.

Regelmäßige Kontrolluntersuchungen während der Jugend tragen viel zu einer guten Gesundheit bei. Problemen im späteren Alter kann auf diese Weise soweit wie möglich vorgebeugt werden. Nicht weniger als ein Drittel der Menschheit leidet unter Rückenbeschwerden, entweder permanent oder von Zeit zu Zeit. Mit etwas zusätzlicher Fürsorge während der Jugendzeit kann so mancher Schmerz vermieden werden. Es kann gar nicht früh genug im Leben eines Menschen mit der Vorsorge begonnen werden. Der Chiropraktiker kann hier eine wichtige Aufgabe erfüllen.

10.

Chiropraktik und Schwangerschaft

Nicht nur in der Jugend, sondern bereits während des pränatalen Stadiums, also vor der Geburt, können viele Schäden bei einem Kind entstehen. Beispielsweise wenn die körperliche Situation einer Frau sehr schlecht ist, wenn eine werdende Mutter zu Hause oder auf der Straße stürzt oder wenn sie einen Unfall erleidet. Während einer schweren Geburt kann das Kind ebenfalls verletzt werden, wie z. B. bei einer Geburt mit Hilfe einer Zange oder anderer Instrumente. Auch eine sehr lange Entbindung, bei der der Frau sehr viel Kraft abverlangt wird, kann Schäden zur Folge haben. Eine Geburt durch Kaiserschnitt kann ebenso schädlich für das Kind sein, wie eine Entbindung, bei der schmerzlindernde Mittel verabreicht wurden. Sogar durch eine normale, gut verlaufende Geburt können Schäden auftreten. Beispielsweise im letzten Abschnitt der Geburt, da dann der Kopf und der Nakken des Babys schwer belastet werden. Oft sind sogar ernsthafte Verletzungen nicht (direkt) sichtbar: Verletzungen am Rückenwirbel und/oder am Schädel. Gerade derartige Verletzungen können physiologische Dysfunktionen nach sich ziehen. Die besonderen Kräfte, die bei einer Zangengeburt ausgeübt werden, können bestimmte Negativeffekte auf die Rückenwirbel eines Babys haben. Später auftretende, immer wiederkehrende Kopfschmerzen oder Migräne, wird man nie oder nur in den seltensten Fällen mit einer Zangengeburt in Verbindung bringen. Letzteres kann aber durchaus die Ursache für diese Beschwerden sein.

Natürlich sollte davon ausgegangen werden, daß sich eine werdende Mutter vorsieht und die zuständigen Ärzte die Geburt mit viel Sorgfalt begleiten werden. Doch bei aller Fürsorge, vor und während der Geburt, besteht trotzdem die Möglichkeit, daß ein Kind Schäden erleidet. In so einem Fall ist es ratsam, daß die Eltern eine Kontrolluntersuchung durch einen Chiropraktiker vornehmen lassen. Dieser wird die eventuell entstandenen Schäden entdecken und schlimmeren Folgen vorbeugen, indem er rechtzeitig im Leben des betreffenden Kindes eine zweckmäßige Behandlung durchführt.

11.

Chiropraktik und ältere Menschen

Von klein auf an bekommen wir zu hören, daß das Älterwerden mit dem Auftreten von Altersbeschwerden ein-
hergeht. Anders gesagt: Diese Beschwerden sind nicht zu
vermeiden, kein Mensch kann ihnen vorbeugen. Aus diesem
Grunde finden sich viele ältere Menschen damit ab, daß sie
unter Beschwerden leiden und leben mit den Schmerzen (und
den damit verbundenen Schmerzmitteln), da diese Leiden nun
einmal «dazu gehören», man mit ihnen leben muß. Sogar ein
Arzt wird älteren Menschen erzählen, daß diese Beschwerden
mit seinem oder ihrem Alter zusammenhängen. Erneut wird
der Patient das Sprechzimmer mit einem Rezept für Schmerzmittel verlassen. Die Frage, die sich stellt, ist jedoch: Kann
wirklich nichts gegen die sogenannten Altersbeschwerden unternommen werden. Innerhalb der Chiropraktik findet man
sich nicht ohne weiteres mit den Schmerzen und Beschwerden
ab, die während des Älterwerdens auftreten. Ein Chiropraktiker ist sehr wohl in der Lage, derartige Beschwerden ange-
messen zu behandeln. Selbst wenn von einer Heilung nicht die
Rede sein kann, so wird immerhin eine Linderung der Schmerzen erreicht, indem die Gelenke geschmeidiger gemacht werden und die entstandene Steifheit aufgehoben wird.

Es sind vor allem Beschwerden der Wirbelsäule und der
Gelenke, mit denen der ältere Mensch zu kämpfen hat. Die
Knochen des älteren Menschen sind meistens schwächer, die
Gelenke steifer, weniger flexibel geworden, alles Beschwer-
den, mit denen sich gerade ein Chiropraktiker beschäftigt.

Denn dieser untersucht die Beschaffenheit der Knochen und Gelenke und geht auf die medizinische Vorgeschichte eines Patienten ein. Er ist somit in der Lage, sich einen Überblick über die vorhandenen Beschwerden und die jeweiligen altersbedingten Faktoren zu verschaffen. Anhand dieser Informationen kann er das erforderliche Behandlungsprogramm aufstellen. Hiermit wäre vielen älteren Menschen geholfen.

Gelenkschmerzen

Im Anschluß an die Untersuchung von Patienten mit schmerzenden Gelenken lautet die Diagnose meistens: Arthritis. Arthritis ist jedoch ein Sammelbegriff für verschiedene Störungen. Es kann sich hierbei um eine Entzündung der Gelenke handeln, die durch rheumatische Erkrankungen hervorgerufen wurde. Diese Entzündung kann aber auch die Folge einer Verletzung oder einer Infektionskrankheit sein. Die jeweilige Ursache der Gelenkentzündung ist von größter Wichtigkeit. Nur wenn die Ursache bekannt ist, kann eine dementsprechende Behandlung eingeleitet werden. Es ist wahrscheinlich überflüssig zu erwähnen, daß eine akute Entzündung nicht von einem Chiropraktiker behandelt werden kann. Für diese Fälle ist ein Arzt oder ein Spezialist zuständig. Häufig bleiben aber Schmerzen vorhanden, obwohl die Entzündung zurückgegangen ist. Diese Schmerzen können durch einen Chiropraktiker gut behandelt werden. Er kann ein völliges Abklingen oder wenigstens eine starke Minderung der Schmerzen erwirken. Zusätzlich kann der Chiropraktiker eine Verbesserung der eingeschränkten Flexibilität der Gelenke erreichen oder diese sogar wieder völlig herstellen.

Als Beispiel nehmen wir eine Arthritis im Hüftgelenk, eine häufig vorkommende Beschwerde bei älteren Menschen. Durch das Einsetzen einer Hüftprothese kann viel erreicht werden. Die Beweglichkeit der Rückenwirbel, des Beckens

und der angegriffenen Hüfte kann auch durch eine chiropraktische Behandlung stimuliert werden. Die Schmerzen werden
deutlich vermindert und die Bewegungsfreiheit spürbar erhöht.

Schultersteifigkeit

Eine häufig auftretende Beschwerde bei einem älter werdenden Menschen ist die sogenannte «frozen Shoulder», eine Art
Schultersteife. Die Ursachen hierfür sind sehr zahlreich, es
besteht jedoch noch keine erfolgreiche Therapie. Ein Chiropraktiker ist jedoch in der Lage, die richtige Diagnose zu
stellen und die zugrundeliegende Ursache herauszufinden.
Durch eine gezielte Behandlung werden die Schmerzen gelindert und die Bewegungsfreiheit vergrößert.

Kopfschmerzen und Nackenbeschwerden

Viele ältere Leute müssen mit permanenten Kopf- und Nak-
kenschmerzen leben. Es sind gerade diese Beschwerden, die
zur Verschreibung und Einnahme von Schmerzmitteln verlei-
ten. Ein Chiropraktiker kann diese Beschwerden bekämpfen,
indem er den oberen Bereich der Wirbelsäule und des Nackens
behandelt. Eine Behandlung, die übrigens auch bei Schwin-
delgefühlen angewandt wird.

Entkalkung der Rückenwirbel (Osteoporose)

Schmerzen im Rücken sind oft die Folge einer Entkalkung der Rückenwirbel. Diese kann mit Hilfe von Röntgenaufnahmen festgestellt werden. Ein Chiropraktiker ist in der Lage, die Schwere des Leidens festzustellen (beispielsweise anhand der Röntgenaufnahmen) und seine Behandlungstechnik darauf abzustimmen. Die Behandlungstechnik soll eine Funktionsverbesserung der Wirbelsäule erzielen. Die auf diese Weise erhöhte Bewegungsfreiheit führt zu einer beträchtlichen Reduzierung der Schmerzen und erhöht gleichzeitig das allgemeine Wohlbefinden.

Knöchel-, Knie- und Handgelenkschmerzen

Sind die Handgelenke nicht stark genug, kann dies sowohl die Ursache für Schulter- als auch für Nackenschmerzen sein. Aber oft werden gerade diese Schmerzen nicht mit der eigentlichen Ursache in Zusammenhang gebracht, da diese meistens nicht in der Nähe der schmerzenden Stelle liegt. Der Chiropraktiker wird dies berücksichtigen und den wirklichen Grund für die Schmerzen suchen. Es kann daher vorkommen, daß er Rückenschmerzen, die ihre Ursache im Kniegelenk haben, durch eine Behandlung des Knies lindert. Außerdem wird er dem Patienten Übungen für zu Hause empfehlen, mit denen ein bleibender, positiver Effekt erzielt werden soll.

Schmerzen unter dem Schulterblatt

Viele ältere Menschen klagen häufig über Schmerzen unter dem Schulterblatt. Muskelverspannungen können diese Schmerzen ebenso verursachen, wie Nervenschmerzen in der Brust oder in der Wirbelsäule. Schmerzen am Schulterblatt können aber auch die Auswirkung einer mangelhaften Funktion der Gallenblase oder des Herzmuskels sein. In vereinzelten Fällen werden diese Schmerzen von Atmungsproblemen begleitet, die zu Beschwerden im Brustbereich führen können. Es ist unnötig zu erwähnen, daß bei derartigen Schmerzen die richtige Diagnose lebensnotwendig sein kann. Die meisten Störungen können von einem Chiropraktiker festgestellt und behandelt werden.

Degenerative Krankheiten

Degenerative Erkrankungen sind Krankheiten, bei denen von einer verminderten Wirkung der Lebensfunktionen die Rede ist. Eine häufig auftretende, degenerative Krankheit ist die Osteoporose, eine verminderte Aktivität der Zellen, die die Knochen und das Knochengewebe aufbauen. Durch die Osteoporose wird der natürliche Abbau des Knochengewebes verstärkt, ein Vorgang, der zunächst Schmerzen hervorruft, später aber auch Skelettdeformationen und spontane Frakturen verursachen kann. Es gibt noch viele andere degenerative Beschwerden, die wir hier jedoch nicht alle einzeln besprechen können. Wie auch immer, auch bei dieser Art von Beschwerden erleichtern Röntgenaufnahmen das Aufspüren der Ursache und der Chiropraktiker kann die geeignete Behandlungsmethode bestimmen und durchführen.

Gesichtsschmerzen

Es müßte eigentlich bekannt sein, daß der Chiropraktiker sich mit seiner Methode besonders auf die Behandlung des zentralen Nervensystems konzentriert. Dazu gehört auch das Kiefergelenk, dessen Verletzung zu Gesichtsschmerzen führen kann. Es gibt verschiedene Ursachen, die solchen Schmerzen zugrunde liegen können. Der ‹Übeltäter› kann sogar eine schlecht sitzende Gebißprothese sein. Auch andere, nicht gleich auf der Hand liegende Ursachen können diese Gesichtsschmerzen hervorrufen. Falls es notwendig ist, wird der Chiropraktiker den Patienten an einen Zahnarzt weiterleiten oder zu diesem Kontakt aufnehmen.

Und Krebs?

Für jeden Menschen wäre es ratsam, sich von Zeit zu Zeit durch einen Chiropraktiker untersuchen zu lassen. Wenn die Ursache eventueller Schmerzen nicht direkt gefunden wird, werden Röntgenaufnahmen, hauptsächlich vom Knochengerüst, zur Hilfe genommen. In manchen Fällen wird durch diese Untersuchung auch Krebs bereits im frühen Stadium erkannt. Die Chancen auf eine Heilung erhöhen sich in so einem Fall beträchtlich, obwohl nicht behauptet werden kann, daß ein Chiropraktiker in der Lage wäre, ein Krebsgeschwür zu behandeln. Krebs wird in diesem Kapitel deshalb erwähnt, weil diese Krankheit nun einmal relativ häufig bei älteren Menschen auftritt. In solchen Fällen wird der Chiropraktiker den betreffenden Patienten an seinen Hausarzt weiterleiten, der ihn wiederum zu einem Spezialisten überweisen wird. Es sind aber Fälle bekannt, in denen Chiropraktiker das Wachstum des Krebsgeschwüres zum Stillstand gebracht haben. Auch bei der Bekämpfung der durch Krebs verursachten Schmerzen kann ein Chiropraktiker eine wichtige Rolle übernehmen.

Ernsthafte Rückenbeschwerden

Natürlich bleibt der Chiropraktiker der geeignete Therapeut, wenn es sich um Rückenbeschwerden handelt. Die Behandlung besteht aus Manipulationen, die bereits beschrieben wurden. In einigen Fällen ist ein operativer Eingriff notwendig, und der Chiropraktiker wird den betreffenden Patienten an einen Chirurgen verweisen. Es kommt immer häufiger vor, daß der behandelnde Chirurg zunächst Rücksprache mit dem Chiropraktiker hält, bezüglich der Art und Schwere des Leidens. Selbstredend wird der Chiropraktiker stets versuchen, der Notwendigkeit eines operativen Eingriffs vorzubeugen.

Haltung und Übungen

Das Älterwerden bringt im allgemeinen automatisch mit sich, daß die Aktivität des Menschen abnimmt. Der ältere Mensch muß nicht länger arbeiten (jedenfalls nicht außerhalb des Haushalts), geht weniger spazieren, fährt seltener mit dem Rad etc. Insgesamt findet also eine Verringerung der körperlichen Betätigung statt. Die meisten Menschen sitzen zu oft und zu viel in anscheinend bequemen, in Wirklichkeit aber ungesunden Stühlen und Sesseln, liegen in Betten mit ungeeigneten Matratzen und nehmen bei anderen Tätigkeiten zu oft die falsche Körperhaltung ein. Der Zusammenhang von falschen Lebensbedingungen sowie dem Auftreten von Rücken- und Gelenkbeschwerden ist bekannt. Die Frage ist deshalb auch: «Wie kann ein Mensch seine gute körperliche Kondition so lange wie möglich erhalten?» Leider hat sich gezeigt, daß nicht bei jedem Menschen der eine gute Kondition anstrebt, eine ausreichende Bereitschaft vorhanden ist, auch tatsächlich etwas dafür zu tun. Die Folge ist, daß Schmerzen mit Medikamenten bekämpft werden, die dann wiederum neue Beschwerden verursachen.

Der Chiropraktiker bietet durch die Bekämpfung von Schmerzen, ohne die Einnahme von Medikamenten, einen Weg zur besseren Gesundheit. Der älter werdende Mensch hat also eine hervorragende Alternative zur Verfügung. Außerdem kann der Chiropraktiker dem Patienten wertvolle Ratschläge, bezogen auf eine richtige Körperhaltung und ein gutes Bewegungsmuster, geben. Der Patient erhält Informationen über gesundheitsfördernde Betten, körpergerechte Sitzmöglichkeiten sowie die richtige Art des Arbeitens zu Hause und/oder außerhalb. So bleibt der älter werdende Mensch auch noch in hohem Alter gesund und aktiv.

«Das Gefühl für Gesundheit . . .

... erwirbt man sich nur durch Krankheit», hat schon der große deutsche Aphoristiker Lichtenberg erkannt. Das erinnert an Sentenzen wie «Durch Schaden wird man klug» oder «Einsicht ist der erste Weg zur Besserung».

Allen Aussprüchen gemeinsam ist die Erkenntnis, daß man in erster Linie durch persönliche Erfahrung motiviert wird, in den verschiedenen Bereichen des Lebens das Richtige zu tun. Das gilt für die Gesundheit genauso wie für das Sparen.

 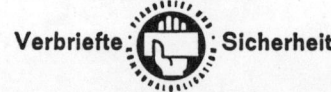

12.

Chiropraktik und Streß

Zu viele Faktoren innerhalb unserer Umwelt können nicht oder kaum von uns beeinflußt werden. Dabei steht es gleichzeitig für uns fest, daß viele Umweltfaktoren unsere Gesundheit beeinträchtigen. Wir leben mit dem Gedanken, daß die verseuchte Umwelt eine Tatsache ist und diese sich nun einmal negativ auf unsere psychische und physische Gesundheit auswirkt. Der erste Schritt auf dem Weg zu einer besseren Gesundheit, ist das Bewußtmachen der Faktoren, die unsere Existenz beeinflussen. Haben wir das geschafft, sind wir auch in der Lage, die vielen schlechten Einflüsse zu beherrschen und zu ändern.

In unserem täglichen Leben gehen wir permanent mit den sogenannten strukturellen Elementen unserer Wohnumgebung um. Diese Elemente, wie Tisch, Stuhl, Bett, können die Ursache körperlicher Anspannung sein, da sie Einfluß auf unsere Körperhaltung haben. Bekanntlich kann eine schlechte Körperhaltung die Ursache vieler Beschwerden sein, Beschwerden, die nie oder fast nie mit diesen Objekten in Zusammenhang gebracht werden. Ein gesundheitsförderndes Bett mit einer geeigneten Matratze wirkt sich auf die Körperhaltung während der Nachtruhe aus, wodurch gleichzeitig die Nachtruhe selbst (Schlaflosigkeit/Rastlosigkeit) beträchtlich verbessert wird.

Wir sind in unserem Leben vielen Elementen ausgesetzt. Wir atmen die Abgase und den Rauch der Zigaretten ein, und wir nehmen Nahrung voller chemischer Farb-, Geruchs- und/

oder Geschmacksstoffe zu uns. Natürlich beeinflussen auch diese Elemente die Gesundheit in negativer Weise. Da die Einflüsse einerseits längerfristig und andererseits nicht direkte Probleme verursachen, handelt es sich hier sehr wohl um schleichende Gefahren.

Zum Schluß haben wir es auch noch Tag für Tag mit psychologischen Aspekten zu tun: emotionale Probleme zu Hause oder am Arbeitsplatz, wenig oder keine Entspannung. Manchmal kommen noch Geldsorgen, Schuldgefühle oder Kummer, Hoffnung oder Sehnsucht dazu. Es geht eigentlich kein Tag vorüber, ohne daß wir mit irgendwelchen Emotionen konfrontiert werden. Diese Emotionen beeinflussen natürlich unsere geistige Gesundheit, die wiederum in enger Verbindung zu unserer körperlichen Gesundheit steht. Ein altbekanntes Beispiel ist ein Magengeschwür, hervorgerufen durch psychische Spannungen. Oft wird vergessen, daß auch viele andere Krankheiten, z. B. die Zuckerkrankheit, eine solche Ursache haben können. Sogar Krebs kann mit unserer psychischen Verfassung zu tun haben. Bei Menschen, die ein glückliches und ausgeglichenes Leben führen, also ohne Sorgen und/oder Spannungen leben, ist das Krebsrisiko geringer als bei jenen mit einem angespannteren Leben.

Die Symptome

Streß und Druck können manchmal zu stark werden. Es kommen mehr Reize an, als unser Nervensystem bewältigen kann. Ein Mensch macht diese Erfahrung unbewußt oder bewußt. In jedem Fall empfangen wir vorher Warnungen, die Mitteilung unseres Nervensystems, daß «das Faß überzulaufen droht». Wir sind jedoch mehr oder weniger an derartige Emotionen, an Spannungen, Druck und Kummer gewöhnt und neigen dazu, Warnungen dieser Art zu ignorieren und zu verkennen. Das Nervensystem wehrt sich erneut und macht sich auf andere Weise bemerkbar. Relativ harmlose Symptome, in Form von Gefühlen wie Unbehagen, Unwohlsein, Übermüdung und Unzufriedenheit treten in Erscheinung. Unsere Umwelt signalisiert uns jedoch, daß solche Gefühle normal sind. Sie gehören zu unserem anstrengenden Dasein, zu der vielen Arbeit und zu den falschen Lebensgewohnheiten. In den meisten Fällen leben die betroffenen Menschen weiter wie bisher, einige nehmen eine Zeitlang Urlaub, um sich «einmal zu erholen». Kurz gesagt, die Gefühle des Unwohlseins werden als «Streß» eingeordnet und der Betroffene versucht, damit weiterzuleben. Aber unser Nervensystem nimmt dies nicht einfach hin und sendet noch mehr Warnungen. Es treten erneut Beschwerden auf, die manchmal viel ernsthafterer Art sind. Dies sind Kopfschmerzen, Nervosität, Apathie, Depressionen, Gefühle der Machtlosigkeit und/oder Panik, Appetitlosigkeit und Lustlosigkeit. Irgendwann kommt dann die Zeit, in der der Mensch nicht mehr weiß, wie er auf die vorhandenen Gefühle und Beschwerden reagieren soll.

Beschwerden, die durch Streß entstanden sind, werden leider auch von der Umgebung nicht richtig wahrgenommen. Ein Mensch mit Streßbeschwerden bekommt nur selten eine Hilfestellung angeboten. Die Familienmitglieder und auch die Kollegen der betroffenen Person können nicht damit umgehen oder sind der Meinung, dies gehöre zur Arbeit und keiner könne sich davor schützen. Wenn die Beschwerden gravierender werden, beginnt der Arzt mit der Behandlung der Symptome. Unsere Pharmaindustrie hat ja eine Antwort auf jegliche Form von Beschwerden. Der Arzt verschreibt dem Patienten «Anti-Streß-Medikamente»: Schmerzmittel, Tranquilizer und Beruhigungsmittel, die die Symptome beseitigen. Die Ursache bleibt bestehen, aber der Patient fühlt sich nach der Einnahme derartiger Medikamente meistens wohl. Er ist insgesamt ruhiger, die vorher erwähnten Gefühle sind nicht mehr spürbar, er glaubt, die Probleme gemeistert zu haben. Die eigentliche Ursache ist jedoch nicht verschwunden, im Gegenteil, sie wird nur zeitweilig unterdrückt. Folglich wird der Patient irgendwann nicht mehr ohne diese betäubenden Medikamente funktionieren können. Es geht sogar so weit, daß der betroffene Patient von den verschriebenen Mitteln abhängig wird.

Der chiropraktische Gedanke

Stellen wir uns einen gesunden Menschen schematisch als ein gleichseitiges Dreieck vor, mit einer chemischen, einer psychischen und einer strukturellen Seite. Solange diese drei im Gleichgewicht sind, ist alles in Ordnung. Gerät jedoch eine Seite aus der Balance, werden auch die anderen beiden Seiten ihr Gleichgewicht verlieren. Ein Mensch steht, beispielsweise durch irgendwelche Faktoren im Arbeitsleben, unter großem psychischen Druck. Die psychische Seite des Dreiecks ist damit aus dem Gleichgewicht geraten. Demzufolge ist auch die chemische Seite aus der Balance. Es kann zum Beispiel zu einer erhöhten Anfälligkeit für Erkältungskrankheiten kommen. Auch die strukturelle Seite ist aus dem Gleichgewicht, es treten eventuell Beschwerden auf. Insgesamt können also Beschwerden entstehen, die augenscheinlich nichts oder kaum etwas mit der tatsächlichen Ursache, Streß am Arbeitsplatz, zu tun haben.

Nach dem chiropraktischen Gedanken wird die individuelle Gesundheit aus einer sogenannten holistischen Sichtweise betrachtet. Das bedeutet, daß die Gesundheit in einem perfekten Gleichgewicht «entstanden» ist, eben wie das perfekt ausbalancierte, gleichseitige Dreieck. Die Körperenergie fließt frei durch den Körper und lenkt die Funktionen aller Organe und des Organgewebes optimal. Von der Veranlagung her ist diese Balance also perfekt. Gerät dieses natürliche Gleichgewicht jedoch durcheinander, können Teile des Energiestromes blockiert werden und es entstehen die erwähnten Beschwerden. Die Krankheit kann sich jetzt entwickeln und eventuell verbreiten. Mit anderen Worten: Ist die psychische Verfassung eines Menschen nicht in Ordnung, dann wird auch der Körper nicht gesund bleiben. Umgekehrt bedeutet dies: Wenn der Körper krank ist, besteht auch eine Gefahr für die psychische Verfassung eines Menschen. Ein Chiropraktiker wird sich auf eine Gesamtdiagnose konzentrieren. Er wird in erster Linie die Ursache suchen, und erst wenn er diese gefunden hat, mit einer zweckmäßigen Behandlung beginnen. Ein Chiropraktiker besitzt die Fähigkeit, die Art der Beschwerde zu erkennen: Ist diese struktureller, psychischer oder chemischer Natur. Es wäre eine reine Symptombehandlung, wenn nur die vorhandenen Beschwerden betrachtet werden. Die Beschwerden würden nur übergangsweise verschwinden und damit wäre dem Patienten nicht geholfen. Eine Behandlung sollte zusätzlich beinhalten, daß der Chiropraktiker dem Patienten Hinweise bezüglich seiner Gesundheit gibt. Niemand sollte zu schnell zu dem Ergebnis kommen, daß sich die Situation zu Hause oder am Arbeitsplatz ohnehin nicht ändern ließe. Die Lösung ist in manchen Fällen förmlich zum Greifen nah, aber der Betroffene übersieht sie. Es ist wahrscheinlich überflüssig zu wiederholen, daß der Chiropraktiker eine Behandlungsmethode ausübt, die ohne die Zuhilfenahme von Medikamenten auskommt. Das Entstehen einer Abhängigkeit ist somit von vornherein ausgeschlossen, eine Tatsache, die die Chiropraktik auch als ungefährliche Heilmethode kennzeichnet.

Was kann ein Chiropraktiker unternehmen?

Streß kann mechanische Beschwerden hervorrufen. Besonders die Wirbelsäule kann in Mitleidenschaft gezogen werden. Umgekehrt kommt es auch häufig vor, daß Streßbeschwerden in Erscheinung treten, wenn die Wirbelsäule bereits in Mitleidenschaft gezogen ist. Der Chiropraktiker ist in der Lage, die richtige Diagnose zu stellen. Er kann die mechanischen und strukturellen Beschwerden, die in Zusammenhang mit den Gelenken und dem Rückgrat stehen sowie deren Folgen auf das gesamte Nervensystem, zweckmäßig behandeln. Ein speziell entwickeltes Behandlungsprogramm ist so konzipiert, daß die tatsächliche Ursache, der Grund der Energieblockade, behoben wird, so daß die Energie wieder frei durch den ganzen Körper strömen kann. Auch Beschwerden die auf den ersten Blick nicht in direktem Zusammenhang mit der eigentlichen Ursache stehen, werden auf diese Art und Weise abklingen. Der Chiropraktiker erwartet jedoch vom Patienten, daß dieser auch zu Hause den Anweisungen folgt, so daß die vorhandenen Beschwerden auf Dauer verschwinden.

Strukturelle Beschwerden, wie Rückenschmerzen, Schmerzen in der Schulterpartie oder Ischias werden von einem regulären Arzt oft auf chemischem Wege behandelt, indem er Schmerzmittel und muskelentspannende Mittel verschreibt. In einigen Fällen wird sogar der Entschluß zu einem operativen Eingriff gefaßt. Aber immer häufiger überweisen die Ärzte solche Patienten an einen Chiropraktiker, eine Entwicklung, die sich auch in der Zukunft weiter fortsetzen wird. Ein anderer positiver Punkt ist die Tatsache, daß immer mehr Ärzte und Spezialisten die Ursache der Beschwerde als Ausgangspunkt ansehen. Sie bemühen sich immer stärker, strukturelle, chemische und psychische Beschwerden zu unterscheiden. Die Diagnose tritt immer mehr in Vordergrund und von ihr ausgehend wird an einer Heilung gearbeitet. Der Chiropraktiker arbeitet nach diesem Prinzip schon seit dem Entstehen des chiropraktischen Gedankens.

13.

Chiropraktik und die am häufigsten auftretenden Schmerzen

Wir wissen jetzt, daß sich der Chiropraktiker als geeigneter Therapeut für den Nacken-, Schulter- und Rückenbereich sowie die damit zusammenhängenden Beschwerden auszeichnet. In diesem Teil des Buches werden wir nochmals kurz auf diese Beschwerden eingehen. Die Statistiken zeigen, daß mindestens ein Drittel der Bevölkerung, dauerhaft oder gelegentlich, unter Schmerzen im Rücken oder Kopf leidet. In den meisten Fällen haben sich die Betroffenen damit abgefunden und versuchen, mit ihrem Leiden zu leben. Es ist jedoch sehr beschwerlich, mit einem permanenten Rückenleiden ein normales Leben zu führen. Ein großer Teil der Betroffenen läuft daher von einem Therapeuten zum anderen, um endlich dauerhaft schmerzfrei zu leben; oft jedoch ohne großen Erfolg.

Rückenschmerzen sind keine Krankheit

Was genau sind denn nun Rückenschmerzen. Schmerzen im Rücken können keinesfalls als Krankheit bezeichnet werden. Sie sind ein Symptom, ein Signal des Körpers, daß irgend etwas nicht in Ordnung ist. Bei einer Untersuchung stellt sich in den meisten Fällen heraus, daß es sich um eine mechanische Störung handelt. Diese Störung kann die Folge einer Veränderung der normalen Beweglichkeit der Gelenke sein. Die

Wirbelsäule funktioniert nicht mehr optimal, das Nervensystem ist gereizt und es entstehen Schmerzen im Rückenbereich. Die meisten Menschen sind dann schnell geneigt, von verrenkten Muskeln, einer Verkühlung des Rückens, Rheuma, Gelenkentzündung (Arthritis), Ischias oder sogar von Nierenbeschwerden zu sprechen.

Oft werden die Rückenschmerzen mit einer verminderten Beweglichkeit einhergehen, da jede Bewegung die Schmerzen verstärkt. Störungen innerhalb der Wirbelsäule können auch zu Schmerzen an anderen Stellen des Körpers führen: Schmerzen, die nur selten mit der vorhandenen Störung der Wirbelsäule in Verbindung gebracht werden. Es können Schmerzen in Armen und Beinen, im Nacken, in den Schultern und den Schulterblättern, im Kopf und sogar in der Brust auftreten.

Ständig falsche Bewegungsabläufe bei der Ausübung eines Berufes können oft Ursache von Rückenbeschwerden sein. Hierbei muß es sich bestimmt nicht immer um eine schwere körperliche Tätigkeit handeln, beispielsweise kann das tägliche Sitzen auf dem falschen Stuhl die Ursache einer Beschwerde sein. Störungen die durch einen Sturz, einen plötzlichen Stoß, einen Unfall oder sogar durch permanenten Husten entstehen. Ruckartige Bewegungen, das Schlafen auf einer ungeeigneten Matratze oder eine schlechte Körperhaltung sind ebenfalls mögliche Ursachen eines derartigen Leidens. Alle oben erwähnten Ursachen zeigen, daß eine Störung sich über Jahre hinweg entwickeln kann (beispielsweise die falsche Körperhaltung) oder aber plötzlich entsteht (z. B. Sturz, Unfall). Die Ursachen für die letztgenannten Störungen sind eindeutig und werden nicht angezweifelt. Schließlich hat jeder schon einmal davon gehört oder am eigenen Leibe erfahren, daß es «einem in den Rücken schießt». In so einem Fall ist die Störung plötzlich aufgetreten, aufgrund einer falschen Bewegung während der Arbeit oder der Ausübung einer Sportart. Halten die Schmerzen im Rücken an, so kann die Ursache leicht herausgefunden werden. Die Behandlung wird quasi direkt erfolgen. Aber Störungen, die sich erst allmählich bemerkbar machen, werden von den Betroffenen häufig über Jahre hinweg ertragen. Die Schwere des Leidens kann übrigens von vielen Faktoren abhängen. Die allgemeine Körperkonstitution kann ebenso eine Rolle spielen wie das Alter des Patienten, der Körperbau, der Muskeltonus (Spannungszustand der Muskeln), der ausgeübte Beruf und die Arbeitsbedingungen. Oft verspürt der Patient die Schmerzen im unteren Bereich des Rückens. Dies ist auch nicht erstaunlich, denn die Lendenwirbel (lumbale Wirbel) tragen den größten Teil des Körpergewichtes. Spannungen im unteren Bereich des Rückens können die normale Funktion der Gelenke stark beeinträchtigen. Die Beweglichkeit der Gelenke nimmt ab, und die natürliche Biegsamkeit des Rückens kann hierdurch verändert werden. Es entsteht eine zusätzliche Spannung in den Gelenken, den Muskeln und den Zwischenwirbelscheiben, wodurch wieder neue Schmerzen auftreten oder die vorhandenen Schmerzen verstärkt werden.

Was getan werden kann, um Rückenschmerzen (also Störungen der Wirbelsäule) und anderen Beschwerden vorzubeugen, wird im Kapitel «Beschwerden selbst vorbeugen» behandelt. Es ist ratsam, den Rücken soviel wie möglich zu entlasten und gleichzeitig darauf zu achten, ob eventuell Störungen innerhalb der Wirbelsäule auftreten. Außerdem ist zu bedenken, daß Schäden der Zwischenwirbelscheiben relativ häufig bei Patienten im Alter zwischen 30 und 50 Jahren vorkommen. In diesem Alter haben die meisten schon einige Jahre Berufstätigkeit hinter sich, so daß falsche Handlungen (Bewegungen) während des Arbeitens allmählich zum Entstehen von Rückenbeschwerden geführt haben können.

Ischias oder Arthritis

Besonders häufig wenden sich Menschen an einen Chiropraktiker, die unter Ischias oder Arthritis leiden. Diese Beschwerde
wird oft durch krankhafte Veränderungen, Verletzungen und/
oder Reizungen der Stelle verursacht, an der der größte Nerv
unseres Körpers, der Hüftnerv, aus dem Rückenmark tritt.
Dieser Nerv verläuft vom unteren Teil des Rückens über das
Bein bis zu den Zehen. Ischias kann sowohl in einem als auch
in beiden Beinen auftreten. Die Schmerzen sind an jeder Stelle
des Hüftnervs entlang spürbar: Also entlang der Hüfte, der
Schenkel, der Waden, im Fuß und in den Zehen. Auch andere
Symptome können auf das Vorhandensein von Ischias hinweisen: Gefühllosigkeit, gestörte Blutzirkulation, ein prickelndes
Gefühl in den Füßen und eventuell stellenweise auftretende
Lähmungserscheinungen. Wie die anders gelagerten Rückenschmerzen, kann auch Ischias als Folgeschaden auftreten. Als
Folgeschaden eines Sturzes, des falschen Hebens eines schweren Gegenstandes, einer Verrenkung oder einer falschen Körperhaltung. Kurz gesagt, wenn unter irgendwelchen Umständen plötzliche oder allmähliche Spannungen im unteren Teil
des Rückens entstehen, kann dies Ischias verursachen. Ebenso
können das Alter und die, vielleicht schweren, Arbeitsumstände eine Rolle spielen. Sogar eine Schwangerschaft kann mit
dem Entstehen von Ischias zusammenhängen.

Andere Beschwerden

Zahlreiche Beschwerden können entstehen, die auf den ersten
Blick nicht mit dem Rücken in Verbindung gebracht werden.
Diese Beschwerden sollten jedoch immer als «dazugehörige
Beschwerden» betrachtet werden. Jeder Mensch hat schon ein-
mal Nackenschmerzen oder einen steifen Nacken gehabt. Wir
schieben solche Beschwerden immer beiseite, mit der Erklä-

rung einer falschen Schlafhaltung oder einer leichten Übermüdung. Der Betroffene verhält sich einen Tag ruhig, und die Schmerzen verschwinden wieder. Möglicherweise war die Ursache dieser Beschwerde tatsächlich harmloser Art. Aber bei alledem sollte stets bedacht werden, daß der Nacken der empfindlichste Teil der Wirbelsäule ist. Viele Menschen denken hierüber nicht ausreichend nach. Wenn sich jemand diese Tatsache jedoch bewußt gemacht hat, dann ist er auf dem richtigen Weg. Alles dreht sich ohnehin darum, die Symptome zu erkennen und den Ernst des Leidens einzuschätzen. Die Art der Signale läßt sich schwer beschreiben, denn sie sind von Mensch zu Mensch unterschiedlich. Wie bereits erwähnt, ist der menschliche Körper in seiner Gesamtheit sehr komplex und es fehlt eine genaue Gebrauchsanleitung. Es gibt einige Anzeichen, die als Hinweis für eine möglicherweise ernste Beschwerde dienen können. Dies sind beispielsweise: Starke Schmerzen im Nacken, in den Schultern oder Armen. Langanhaltende Schmerzen oder Schmerzen die zwar verschwinden, aber über kurz oder lang wieder auftreten. Schmerzen, die länger als vierundzwanzig Stunden anhalten, sollten als ernsthafte Warnung angesehen werden. Die Konsultation eines Chiropraktikers darf nie als überflüssiger Luxus betrachtet werden, selbst wenn sich durch die Untersuchung herausgestellt hat, daß es sich um eine harmlose Beschwerde handelt.

Der Nacken ist nicht nur die verletzbarste, sondern auch die empfindlichste Stelle der Wirbelsäule. Er reagiert fast immer direkt auf Spannungen, Anstrengungen, Verrenkungen, größere und kleinere Unfälle sowie augenscheinlich harmlose Stürze.

Nacken-, Schulter- und Armschmerzen

Nackenschmerzen sind zu Beginn meistens leichte Schmerzen, die in die Schultern und/oder Arme «fließen». Es kann auch plötzlich ein heftiger Schmerz auftreten, der bis in die Schultern und Arme ausstrahlt. Letzteres kann ein Symptom für die folgenden Beschwerden sein: Nervenentzündung, Schleimbeutelentzündung, Nervenschmerzen (Neuralgie), Rheuma, Schulterversteifung sowie für eine Bindegewebsentzündung. Oft sind die Ursachen für Schmerzen dieser Art viel harmloser: Verrenkung des Nackens oder der Nackenmuskeln, unausweichliche Folgen des Älterwerdens (womit sich der Betroffene aber nicht abfinden muß, siehe Kapitel «Chiropraktik und ältere Menschen») oder eine mangelhafte Blutzirkulation. Es kann sogar vorkommen, daß jemand Schmerzen, Steifheit und/oder verminderte Bewegungsfreiheit im Nackenbereich verspürt, ohne daß eine Ursache nachweisbar ist. Zusätzlich kommen dann noch die Beschwerden hinzu, die zunächst nicht mit dem Zustand des Nackens in Verbindung gebracht werden, die aber trotzdem hiermit zusammenhängen. Genannt werden können hier alle gereizten Nerven im Hals und dessen Umfeld. Gesicht, Ohren und Kopf. Der Nacken kann sogar für ein steifes und taubes Gefühl in den Fingern, Fingerkribbeln, Gleichgewichtsstörungen und Druck auf den Augen sowie Migräne verantwortlich sein.

Nackenbeschwerden können auf dieselbe Weise entstehen wie Rückenbeschwerden, sowohl allmählich als auch plötzlich, durch eine schlechte Körperhaltung, ungünstige Arbeitsbedingungen, einen Sturz, eine ruckartige Bewegung, einen (Verkehrs-)Unfall oder einen falschen Bewegungsablauf während der Ausübung einer Sportart. Welche Ursache auch immer den Nackenbeschwerden zugrunde liegt, die Folge ist stets, daß die sieben Halswirbel nicht mehr optimal funktionieren und ihre Aufgaben nicht mehr erfüllen können. Die Nerven sind dann gereizt oder sogar völlig blockiert. Das Resultat zeigt sich in beiden Fällen zunächst durch Schmerzen,

Reizungen und/oder Steifheit. Läßt der Betroffene sich nicht behandeln, besteht die Gefahr für weitere (meist schlimmere) Schäden. Es kann sogar der Beginn einer Knochen- und Gelenkentzündung sein, die wiederum neue Beschwerden auslösen würde.

Kopfschmerzen

Außer Schmerzen im Rückenbereich sind Kopfschmerzen eine der häufigsten Beschwerden bei jungen und alten Menschen. Nicht weniger als fünfzehn Prozent aller Patienten eines Chiropraktikers leiden unter Kopfschmerzen. Manche verspüren die Schmerzen von Zeit zu Zeit, in kleineren oder größeren Abständen, andere leiden dagegen permanent unter Schmerzen. Es existieren viele Arten von Kopfschmerzen, mit ebenso vielen Ursachen. Glücklicherweise sind die meisten Kopfschmerzen harmlos, und sie können mit einem simplen Aspirin bekämpft werden. Denn eine ausnahmsweise eingenommene Tablette ist nicht schädlich. Die weniger harmlosen Arten von Kopfschmerzen können jedoch eine tiefer liegende Ursache «irgendwo im Körper» haben. Also wieder Schmerzquellen, die sich nicht mit der wirklichen Ursache in Verbindung bringen lassen. Dies sind ebenfalls Schmerzen, die zu schnell akzeptiert und als «normal» betrachtet werden, mit denen der Patient zu leben versucht. Es ist aber sehr wichtig die Ursache herauszufinden, denn die meisten Arten von Kopfschmerzen lassen sich wirklich sehr gut bekämpfen. Ebenso wie Rückenschmerzen, haben auch Kopfschmerzen diverse Ursachen und unterschiedlichste Auswirkungen.

Kopfschmerzen können aufgrund von Spannungen und/oder Nervosität, aber auch durch angespannte Muskeln, Übermüdung, große Anstrengung, Angstgefühle oder andere Streßbeschwerden entstehen. Am häufigsten treten Kopfschmerzen auf, die durch Spannungen (Streß!) entstehen. Sie werden durch das Zusammenziehen der Muskeln im Nacken-bereich, vor allem der an der Schädelbasis, verursacht. Als Reaktion dieses Zusammenziehens, verspürt der Patient Schmerzen im Kopf, manchmal aber auch im Nacken- oder Rückenbereich. Symptome dieser Art von Kopfschmerzen sind meistens: Schmerzen direkt hinter der Stirn, Schmerzen an beiden Schläfen, Schmerzen über oder gerade hinter den Augen sowie ein Druckgefühl auf den Schläfen. Angespannt-heit oder Unwohlsein können Signale für aufkommende Kopfschmerzen sein. Bei manchen Patienten treten alle Sym-ptome auf, bei anderen nur einige.

Der Kopf wird durch zwei kurze Muskelbündel an der Un-terseite des Schädels im Gleichgewicht gehalten. Jedes Verdre-hen oder Blockieren dieser Muskelverbindungen, oder einer der anderen Verbindungen an der oberen Seite des Nackens, kann bedeuten, daß sich der Nacken in einem ständigen Zu-stand des Zusammenziehens befindet. Dies würde wiederum das natürliche Gleichgewicht des Kopfes beeinflussen. Bei normaler Funktion ermöglichen die Muskeln im oberen Teil des Nackens mehr Bewegungsfreiheit, als jede andere Wirbel-verbindung. Sie sind deshalb sehr verletzlich und leicht zu beschädigen. Die umliegenden Muskeln können aus diesem Grund ebenfalls leicht in einen krampfartigen Zustand geraten und damit Kopfschmerzen auslösen. Natürlich gibt es viele andere Ursachen für das Entstehen von Kopfschmerzen. Ein Sturz kann zu Problemen führen, wobei die Muskelverbindun-gen eine wichtige Rolle spielen. Dies ist ebenso der Fall bei heftigen Stößen, beim sogenannten «Schleudertrauma» (wenn der Nacken während eines Unfalles in Mitleidenschaft gezo-gen wird), einer falschen Körperhaltung oder emotionalen Spannungen. Auch unerwartete, falsche Bewegungen können Schmerzen im Kopf- und Nackenbereich verursachen. Die Muskeln im Nackenbereich sind nicht nur wichtig für das Gleichgewicht, sie haben auch die Aufgabe, Stöße oder andere ruckartige Bewegungen aufzufangen und damit verbundenen

Problemen im tieferen Bereich der Wirbelsäule möglichst vorzubeugen.

Migräne

Migräne erscheint den meisten Patienten als eine «nicht zu
greifende» Beschwerde, an der praktisch nichts geändert werden kann. Zurecht wird meistens behauptet, daß Migräne so
viele unterschiedliche Ursachen hat, daß eine Bekämpfung
von vornherein sinnlos erscheint. Es kann sein, daß «klopfen-
de Schmerzen» an einer Seite des Kopfes auftreten oder daß
grelles Licht Schmerzen hervorruft. Ein Migräneanfall wird
oft von Übelkeit und/oder Brechreiz begleitet. Ferner können visuelle Störungen, wie Punkte und/oder Blitze vor den
Augen, eine Migräne ankündigen. Nicht selten tritt Migräne
innerhalb einer Familie häufiger auf, so daß der erbliche Faktor eine Bedeutung zu haben scheint. Schließlich kommt es
auch häufig zu Migräneanfällen direkt nach dem Erwachen
sowie nach dem Genuß bestimmter Nahrungsmittel (Käse,
Schokolade) oder nach dem Trinken von Wein.

Das Auftreten visueller Störungen deutet auf das Zusammenziehen der Blutgefäße in Richtung des Kopfes. Als Reaktion
hierauf erweitern sich die Blutgefäße wieder und es entstehen
Schmerzen. In manchen Fällen kann die Ursache in einer Störung der Wirbelsäulenfunktion gesucht werden. Das Nervensystem, das für die Blutgefäße verantwortlich ist, ist angegriffen. Das System ist also gestört und die Migräne ist ein
Symptom hierfür. Sollte die Ursache in der Wirbelsäulenfunktion liegen, dann kann ein Chiropraktiker die vorhandene
Störung korrigieren. Er wird sich auf den Teil der Wirbelsäule
konzentrieren, in dem die Störung sitzt. Häufig verschwinden
die Schmerzen nach einigen Behandlungen oder werden wenigstens erheblich gelindert. Es wird auf jeden Fall eine

ausführliche Diagnose gestellt, bei der alle möglichen Ursachen in Betracht gezogen werden. Auch die medizinische Vorgeschichte wird zur Sprache kommen. Möglicherweise wird der Chiropraktiker als Hilfsmittel Röntgenaufnahmen von der Wirbelsäule und den Muskelverbindungen anfertigen. An den Stellen, an denen das Nervensystem angegriffen ist, werden die Manipulationen vorgenommen. Die Dauer der Behandlung ist von der Art und der Schwere des Leidens abhängig. Wenn die Migräneanfälle immer nach dem Genuß bestimmter Nahrungsmittel oder Getränke auftreten, wird der Chiropraktiker sich darauf beschränken, hilfreiche Ernährungshinweise zu geben. Sollte sich bei einer Diagnose herausstellen, daß ein Chiropraktiker die Ursache nicht behandeln kann, so wird er den Patienten an einen anderen Therapeuten oder Spezialisten verweisen.

14

Wirbel, Zwischenwirbelscheiben
und mögliche Beschwerden

Das Nervensystem hat die Aufgabe, alle Organe und Organfunktionen zu kontrollieren. Wenn die Wirbel und/oder die Zwischenwirbelscheiben verschoben sind, kann hierdurch auch eine Störung des Nervensystems vorliegen. Die Rückenmarksegmente korrespondieren mit den Organen und Organfunktionen. Die Beschwerden, die im Falle einer Blokkade der Segmente auftreten könnten, zeigen wir mit Hilfe der Abbildung 3, S. 102.

Rückenmarks-segmente	*Korrespondierende Organe/ Organfunktionen*	*Mögliche Beschwerden*
1C	Blutzufuhr zum Kopf, Schleimhäute, Schädelhaut, Jochbein, Ohrorgane, Gehirn, sympathisches Nervensystem	Kopfschmerzen Nervosität Schlaflosigkeit Erkältung Bluthochdruck Migräne Nervenzusammenbruch Gedächtnisschwund Schwindelanfälle chronische Müdigkeit

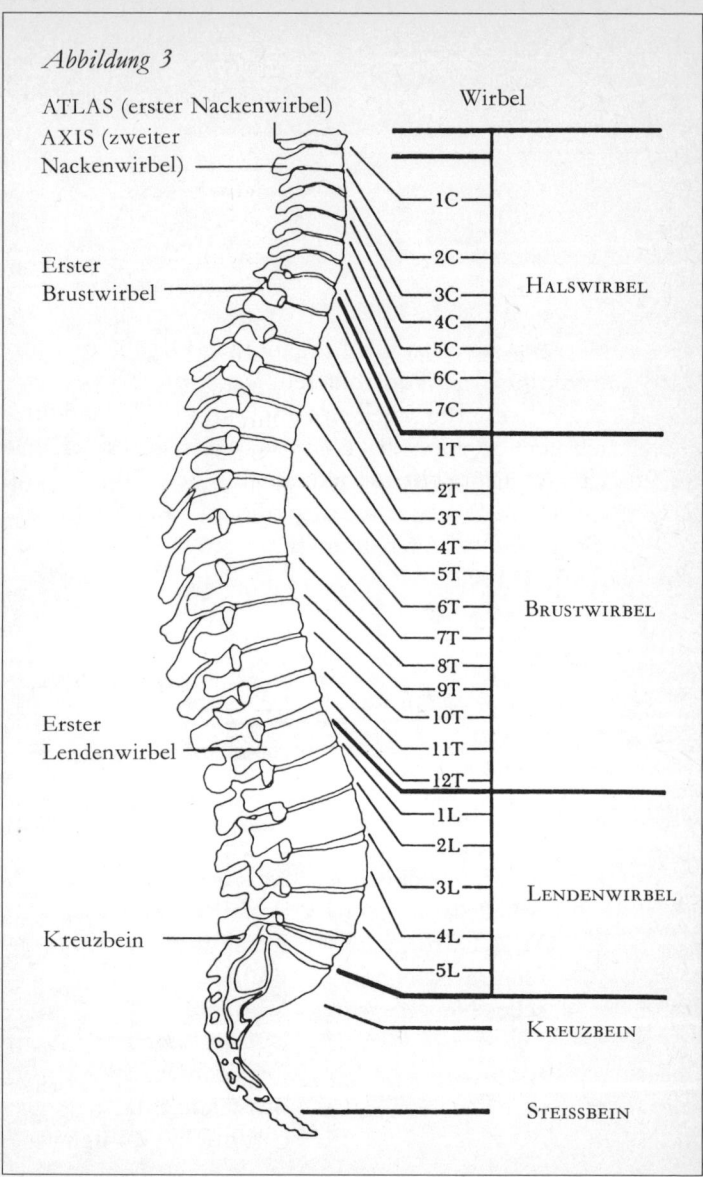

Abbildung 3

ATLAS (erster Nackenwirbel)

AXIS (zweiter Nackenwirbel)

Erster Brustwirbel

Erster Lendenwirbel

Kreuzbein

Wirbel

1C
2C
3C
4C
5C
6C
7C

HALSWIRBEL

1T
2T
3T
4T
5T
6T
7T
8T
9T
10T
11T
12T

BRUSTWIRBEL

1L
2L
3L
4L
5L

LENDENWIRBEL

KREUZBEIN

STEISSBEIN

Rücken-marks-segmente	Korrespondierende Organe/Organfunktionen	Mögliche Beschwerden
2C	Augen, Augennerven, Gehörnerven, Nasen- und Rachenhöhle, Mittelohrknochen, Zunge, Stirn	Beschwerden in der Nasen- und Rachenhöhle Allergien Schielen Taubheit Augenleiden Ohrenschmerzen Ohnmacht (manchmal auch Blindheit)
3C	Wangen, Außenseite des Ohres, Jochbein, Gebiß, Gesichtsnerven	Nervenschmerzen Nervenentzündung Hautunreinheiten Ekzem
4C	Nase, Lippen, Mund, Eustachische Röhre	Entzündung der Schleimhäute Mandelentzündung Heuschnupfen
5C	Stimmbänder, Halsdrüsen, Hals	Entzündung des Kehlkopfes Halsentzündung Heiserkeit
6C	Nackenmuskulatur, Schulter, Mandeln	Mandelentzündung Krupp, Keuchhusten Nackensteifigkeit Schmerzen in den Oberarmen

Rücken-marks-segmente	Korrespondierende Organe/ Organfunktionen	Mögliche Beschwerden
7C	Schilddrüse, Schleimbeutel in Schultern und Ellbogen	Entzündung der Schleimbeutel Erkältung Schilddrüsenstörungen
1T	Speise- und Luft-röhre, Unterarme, Handgelenke, Hände und Finger	Schmerzen in den Un-terarmen und Händen Asthma, Husten Atmungsstörungen Kurzatmigkeit
2T	Kranzarterien, Herz, Herzklappen	Herzbeschwerden und andere Brustbeschwerden
3T	Brust, Brustkasten, Brustfell, Lungen, Bronchien	Lungenentzündung Bronchitis, Pleuritis Kongestion, Grippe
4T	Gallenblase	Gallenblasen-beschwerden Gürtelrose Gelbsucht
5T	Leber, Blut, Solar-plexus (Sonnen-geflecht im oberen Teil des Bauches)	niedriger Blutdruck Gelenksentzündung schlechte Blutzirkulation Leberbeschwerden Fieberschübe Blutarmut

Rücken- marks- segmente	Korrespondierende Organe/ Organfunktionen	Mögliche Beschwerden
6T	Magen	Verdauungsstörungen Magenbeschwerden Sodbrennen
7T	Bauchspeicheldrüse (Pankreas), Zwölffingerdarm	Magenwand- entzündung Geschwürbildung
8T	Milz	geschwächte Abwehrkraft
9T	über den Nieren gelegene Drüsen, Nebenniere	Allergien
10T	Nieren	Nierenbeschwerden Nierenentzündung Nierenbecken- entzündung chronische Ermüdung Arterienverkalkung
11T	Nieren, Harnröhre	Furunkel, Haut- unreinheiten, Ekzem Hautbeschwerden
12T	Dünndarm, Zirku- lation der Lymphe	Rheumatismus, manche Formen von Sterilität
1L	Dickdarm, Leistenbereich	Verstopfung Entzündung des Dickdarms, Diarrhö, Blutdiarrhö, Bruch

Rückenmarkssegmente	Korrespondierende Organe/ Organfunktionen	Mögliche Beschwerden
2L	Blinddarm, Bauch, Oberschenkel	Atmungsstörungen Säurestau, Krampfadern, Krämpfe
3L	Harnwege, Blase, Geschlechtsorgane, Knie	Blasenbeschwerden Menstruationsbeschwerden, Impotenz, Fehlgeburt, Bettnässen, Kniebeschwerden, Alterserscheinungen
4L	Prostata, Hüftnerv, Muskeln im unteren Rückenbereich	Ischias Rückenschmerzen Schmerzen beim Harn lassen
5L	Unterschenkel, Füße, Knöchel	schlechte Zirkulation in den Beinen schwache Beine Beinkrämpfe geschwollene Knöchel kalte Füße, Senkfüße
Kreuzbein	Hüftknochen, Pobacken	Rückgratverkrümmung Darmbeinbeschwerden Beschwerden am Kreuzbein
Steißbein	Mastdarm, Anus	Schmerzen beim Sitzen Hämorrhoiden Juckreiz

15.

Strömungen innerhalb der Chiropraktik

Ebenso, wie es verschiedene Auffassungen über Krankheit und Gesundheit innerhalb der Medizin gibt, existieren auch innerhalb der Chiropraktik unterschiedliche Strömungen. Es handelt sich hier um geringe Unterschiede, von denen der Patient höchstwahrscheinlich nichts mitbekommen wird. Innerhalb der Chiropraktik gibt es keine bedeutenden Gegensätze oder Konflikte, wie dies manchmal sehr wohl innerhalb der regulären Medizin der Fall ist.

Strukturelle Chiropraktik

Diese Strömung, auch als «bio-mechanische» Chiropraktik bezeichnet, wird als die klassische Methode betrachtet. Daraus sollte jedoch nicht geschlossen werden, daß es sich hierbei um eine altertümliche oder sogar überholte Methode handelt.

Der strukturelle Chiropraktiker beschäftigt sich hauptsächlich mit dem Aufspüren von Abweichungen im Stand der Wirbel und/oder anderer Körperteile, Situationen, die mit dem bereits erläuterten Begriff «Subluxation» bezeichnet werden. Wenn dieser Schiefstand eines Wirbels oder verschiedener Wirbelsegmente eine Störung innerhalb des Nervensystems verursacht, spricht der Chiropraktiker von einer Störung, die durch eine Subluxation entstanden ist. Ein Chiropraktiker, der dieser Strömung folgt, wird demnach vor allem die Veränderungen und/oder Anomalien des Körperbaus betrachten.

Die strukturelle Chiropraktik kann in zwei Unterströmungen unterteilt werden: Die «mechanische Strömung», die die Diagnose vor allem mit Hilfe von Röntgenaufnahmen stellt, und die «dynamische Strömung», die vor allem vom Bewegungsmuster eines Patienten ausgeht. Der Chiropraktiker, der dieser Strömung folgt, beobachtet seinen Patienten vorzugsweise während der Bewegung und zieht daraus seine Schlußfolgerungen.

Funktionelle Chiropraktik

Die funktionelle Chiropraktik wird als «neuro-physiologische» Chiropraktik bezeichnet und als die modernere Variante angesehen. Der Chiropraktiker, der dieser Richtung angehört, bewertet den Schiefstand von Wirbelsegmenten nicht so hoch. Dieser Chiropraktiker untersucht direkt die Stellen, an denen das Nervensystem nicht optimal funktioniert. Es ist natürlich möglich, daß diese verminderte Funktion eine Folge des Schiefstandes von Wirbeln und anderer Körperteile ist, aber das ist nicht der Ausgangspunkt dieser Strömung.

Der funktionelle Chiropraktiker ist vor allem daran zu erkennen, daß er sich nicht oder nur selten mit dem Korrigieren von Fehlständen der Wirbel befaßt. Er vertritt die Meinung, daß ein bestimmter Druck nicht kräftig und spektakulär zu sein braucht, sondern nur richtig plaziert und gezielt ausgeübt werden muß. Er ist also der Meinung, daß auch ein minimaler Druck ausreicht und zwar entweder an der Stelle, an der die funktionelle Störung innerhalb der Wirbelsäule vorliegt oder an der Stelle, an der sich diese Störung bemerkbar macht. Letzteres beinhaltet gleichzeitig, daß ein Chiropraktiker sich nicht nur auf die Stelle der Störung konzentrieren muß. Besonders größere Störungen innerhalb des Nervensystems haben ihre Ursache oft an mehreren Stellen, und manchmal auch weit ab von dem Teil des Körpers, an dem der Chiropraktiker den Patienten behandelt. Obwohl der Chiropraktiker sich hauptsächlich auf die Wirbelsäule konzentrieren wird, kann die tatsächliche Störung auch im Gehirn liegen. Dies bedeutet aber nicht, daß es nicht auch eine lokale Störung innerhalb der Wirbelsäule geben kann. Aber der funktionelle Chiropraktiker schließt das erste nicht aus, er rechnet sogar stark damit. Der funktionelle Chiropraktiker nimmt viele Instrumente zur Hilfe, für die erforderliche Diagnose und für die eigentliche Behandlung. Um den leichten Druck auszuüben, wird er spezielle Instrumente benutzen, wobei er davon ausgeht, daß ein Körper Strahlungen sendet, die mit Instrumenten gemessen werden können. Mit «Strahlung» wird hier die «körpereigene Strahlung» gemeint, wie die Wärmestrahlung und andere Strahlungsarten, die sich vor allem bei einem nicht optimal funktionierenden Nervensystem äußern. Der funktionelle Chiropraktiker geht also zusammengefaßt von einem gut funktionierenden Nervensystem aus, ungeachtet eventueller Abweichungen im Körperbau.

Auch die funktionelle Chiropraktik kann in zwei Unterströmungen aufgeteilt werden: Die passive Strömung, wo ohne zuvor eine Reaktion im Körper des Patienten hervorzurufen, der Chiropraktiker dieser Strömung folgt und eine Diagnose anhand der Temperaturunterschiede (Wärmestrahlung, Tiefenstrahlung), Reflexpunkte, Fixationen und der schmerzhaften Stellen erfolgt. Außerdem gibt es die aktive Strömung, wo der Chiropraktiker zunächst eine Reaktion des Nervensystems hervorruft und als Diagnosemethode hauptsächlich das Messen der Muskelspannungen anwendet. Es geht dabei nicht um die Muskelspannungen an sich, sondern diese Diagnostik gilt nur als eine Meßmethode, durch die eine eventuell vorhandene Störung innerhalb des Nervensystems festgestellt werden kann.

16.

Chiropraktik und Osteopathie

Es herrscht noch viel Verwirrung, wenn es um die Chiropraktik geht. Daher ist es auch von Belang, das größte Mißverständnis zu klären, das in Verbindung mit der Chiropraktik existiert: Die vermeintlich vorhandenen Übereinstimmungen mit anderen Heilmethoden. Die Chiropraktik wird oft mit manuellen Heilkunden und/oder anderen Therapien, wie zum Beispiel der Osteopathie verwechselt. Viele Menschen nehmen an, daß es sich hierbei um die gleichen Therapien handelt. Die Chiropraktik und die erwähnten Therapien sind in jeder Hinsicht unterschiedlich, sowohl bezüglich des jeweiligen Basisgedanken, als auch in den angewandten Prinzipien und der Art der Behandlung. Es ist daher notwendig, eine Kurzbeschreibung der anderen Therapien zu geben.

Ausgehend von der chiropraktischen Sichtweise von Krankheit und Gesundheit, sind Kenntnisse über die Knochen von wesentlicher Bedeutung für einen Chiropraktiker. Die Osteopathie ist eine Methode, die von der Osteologie ausgeht, sie gehört zu den sogenannten «manipulativen Heilmethoden». Die Bezeichnung «Osteopathie» setzt sich aus den Worten «Osteo» (gr.: «Knochen») und «Pathos» (gr.: «Leiden») zusammen. Eine Bezeichnung, die einige Verwirrung hervorruft, denn so wird der Eindruck vermittelt, daß es sich hier um Krankheiten der Knochen handelt. Dies ist jedoch nicht der Fall. Es handelt sich um eine Heilmethode, die davon ausgeht, daß das Knochengerüst viel mit Krankheit und Gesundheit zu tun hat. Selbstverständlich spielt hierbei auch die

Wirbelsäule eine große Rolle. Bereits die Griechen und die Römer interessierten sich für die körperlichen Strukturen und entdeckten, daß ein schlecht funktionierender Bewegungsapparat die Ursache vieler Beschwerden und Leiden sein muß. Diesen Basisgedanken «entwickelte» der amerikanische Arzt, Dr. Andrew Still, weiter. Still war ein vielseitig begabter und sehr religiöser Mensch, er hatte Bauwesen und Medizin studiert. Durch den Verlust seiner drei Kinder, die an Gehirnhautentzündung erkrankten und starben, entstand in ihm eine tiefe Abneigung gegen die reguläre medizinische Wissenschaft. Auf der Grundlage seiner Studien, seines Glaubens an Gott und der tiefen Enttäuschung von der regulären Medizin, entwickelte Still (1828–1917) eine Methode, die er seine «Maschinentheorie» nannte. Er war der Meinung, daß viele Beschwerden, die augenscheinlich nicht mit den Knochen zusammenhängen, doch aufgrund eines Defektes innerhalb des Bewegungsapparates hervorgerufen werden. Gleichzeitig war Still der Auffassung, daß der menschliche Körper eine Schöpfung Gottes sei und daher nie als eine mehr oder weniger zufällige Ansammlung von Organen angesehen werden durfte. Er glaubte an einen Zusammenhang, da alle Organe voneinander abhängig sind, und die Funktionsfähigkeit des Bewegungsapparates sicherlich einen bestimmten Einfluß ausübt. In gewissem Maße betrachtete Still den menschlichen Körper als eine «Maschine». Wenn diese Maschine nicht funktioniert, bedeutete dies für ihn, daß ein Teil defekt und dadurch die ganze Maschine in Mitleidenschaft gezogen ist. Innerhalb seiner Theorie ging Still sogar davon aus, daß der Mensch nicht für den aufrechten Gang geschaffen sein kann. Denn durch den aufrechten Gang sind die Wirbel zu Trägern des Körpergewichts geworden, eine Funktion, mit der sie nicht sonderlich gut zurechtkommen. Der aufrechte Gang ist, nach Still, auch die Ursache vieler Beschwerden und Krankheiten: Verstopfung, Bandscheibenvorfall, Krampfadern etc. Schließlich setzte Still innerhalb seiner Betrachtungen voraus, daß ein guter Blutkreislauf von wesentlicher Wichtigkeit für das optimale Funktionieren des Körpers sei. Das Blut produziert alle notwendigen Stoffe, um dem Körper eine Immunität zu verschaffen, so daß der Körper in der Lage ist, sich gegen diverse Krankheiten zu wehren.

Mit dieser Sichtweise entwickelte Still eine Methode, die von den sogenannten «osteopathischen Verletzungen» ausgeht. Beispiele einer solchen Verletzung wären: ein Gelenk, das nicht optimal funktioniert, ein verschobenes Gelenk oder schmerzhafte Gelenke aufgrund einer Verdickung des Gewebes. Auch Schwellungen oder andere schmerzende Stellen wären Beispiele für derartige Beschwerden. Ein osteopathisches Leiden steht augenscheinlich nicht in Verbindung mit den vorhandenen Beschwerden. Trotzdem kann schon eine Störung innerhalb des Blutkreislaufes aufgetreten sein, so daß die Organe nicht optimal mit den notwendigen Stoffen versorgt werden, mit denen sich der Körper gegen Angriffe von außen zur Wehr setzt (Abwehrmechanismus). Durch ein derartiges Leiden kann auch der gesamte Bewegungsapparat aus dem Gleichgewicht geraten sein und viele andere Funktionen in Mitleidenschaft gezogen haben: Atmung, Blutdruck, Herzschlag. Auf diese Weise wird eine Kettenreaktion ausgelöst, die wieder neue Beschwerden hervorruft, wenn die eigentliche Ursache, das osteopathische Leiden, nicht behoben wird.

Muskeln, Knochen und Gelenke werden von einem Osteopathen betastet, oder es werden Röntgenaufnahmen angefertigt. Auch das Bindegewebe wird aufmerksam betrachtet, alle Verdickungen, schmerzende Stellen und Schwellungen innerhalb des Bindegewebes aufgespürt. Die gesamte Vorgeschichte und die komplette Lebensweise eines Patienten werden für die Erstellung einer Diagnose mit herangezogen. Auch die Arbeitsabläufe, die Lebensumstände, bestimmte Ernährungsgewohnheiten, Unfälle etc. können die Ursache einer derartigen Verletzung sein. Hat der Therapeut die mechanische Störung (das Leiden) und deren Ursache entdeckt, dann kann mit einer Behandlung begonnen werden.

Es wird versucht, mit den Händen die Gelenke zu manipulieren. Das Ziel der Behandlung ist es, die ursprüngliche Struktur im betroffenen Gelenk oder an der schmerzenden Stelle wiederherzustellen. Wenn der Osteopath dies erreicht, wird auch eine Genesung des Bewegungsapparates einsetzen und dadurch werden auch die vorhandenen Beschwerden geheilt. Im Prinzip behauptet ein Osteopath, daß er genau die Beschwerden beheben kann, die auch von anderen manuellen Therapeuten behoben werden können. Ein Osteopath wird aber nie von einer Verletzung des Nervensystems reden. Gerade dies ist jedoch in der chiropraktischen Theorie die allesumfassende Grundlage für die Genesung und die Gesundheit eines Menschen.

Es steht uns nicht zu, ein Urteil über die Osteopathie zu fällen, oder sogar zu behaupten, die Chiropraktik wäre besser als die Osteopathie. Jeder sollte nur bedenken, daß es sich bei der Osteopathie um eine völlig andere Betrachtungsweise handelt, die sich eigentlich gänzlich von der chiropraktischen Theorie unterscheidet.

17.

Beschwerden selbst vorbeugen

Die Ursache vieler Beschwerden liegt in Handlungen oder Lebensgewohnheiten, die geändert werden können. Die bekannte Redensart «Vorbeugen ist besser als Heilen» geht sicherlich auf, soweit es den chiropraktischen Gedanken betrifft. In diesem Kapitel geben wir Hinweise, die zum Teil leicht zu befolgen sind, zum Teil schon eine (leichte) Änderung der Lebensweise erfordern. Jeder Mensch sollte jedoch bedenken, daß es sich hier immer um die eigene Gesundheit handelt. Auch wenn es manchmal mühsam ist, die eigene Gesundheit müßte es doch wert sein, sich einige Mühe zu geben.

Rückenschmerzen vorbeugen

Vielen Beschwerden kann bereits durch eine richtige Körperhaltung vorgebeugt werden. Die falsche Körperhaltung kann mehr Leiden verursachen als man für möglich hält. Übrigens kann eine verkehrte Körperhaltung über Jahre bestehen. Ist man selbst nicht in der Lage, die Haltung zu verändern, ist es ratsam sich von einem Therapeuten anleiten zu lassen. Der Chiropraktiker kann Anleitungen geben. Wie die *Körperhaltung* selbständig korrigiert werden kann:

1. Versuche bewußt zu gehen, stehen und sitzen. Gehe gerade und entspannt und versuche gleichzeitig, das Kör-

pergewicht so zu verteilen, daß beide Füße gleich viel Gewicht tragen.

2. Zusammengesunken in einem bequemen Sessel zu sitzen, erhöht die Spannung auf Nacken und Schultern. Versuche so häufig wie möglich aufrecht zu sitzen, auf einem geeigneten Stuhl/Sessel mit einer guten (geraden) Rückenlehne. Fällt dies sehr schwer, sollte wenigstens im Verlauf des Abends von Zeit zu Zeit gewechselt werden: von der bequemen auf die körpergerechte Sitzgelegenheit.

3. Versuche während des Sitzens und Stehens, die natürliche Beugung im unteren Bereich der Wirbelsäule nicht zu vergrößern. Stets versuchen, bewußt entspannt zu stehen und zu sitzen, in einer Haltung, die mit der natürlichen Form der Wirbelsäule übereinstimmt. Jeder spürt selbst am besten, bei welcher Haltung dies der Fall ist.

4. Verwende nicht zu viele Kissen während des Schlafens. Ein Kissen zur Unterstützung der Nacken- und Schulterpartie müßte für eine gute Nachtruhe ausreichen.

5. Eine gute, feste Matratze ist für eine gute Nachtruhe und eine natürliche Haltung der Wirbelsäule wesentlich. Es muß sich hierbei bestimmt nicht um eine sehr teure, eventuell sogar individuell angefertigte, Matratze handeln. Eine normale, feste Matratze ist völlig ausreichend.

6. Beuge Übergewichtigkeit möglichst vor. Übergewichtige Menschen leiden eher unter Rückenbeschwerden als Menschen, die ihr Gewicht halten.

7. Beim Heben von schweren Gegenständen nie nach vorn beugen (also nicht bücken). Erst in die Knie gehen, dann den Gegenstand anfassen und mit geradem Rücken aufrichten, nicht aus dem Rücken heben.

8. Beim Tragen von schweren Gegenständen das Gewicht möglichst gleichmäßig auf beide Seiten des Körpers ver-

teilen. Ist das Gewicht so schwer, daß der Körper sich während des Tragens automatisch nach vorn beugt, sollte bedacht werden, daß dieser Gegenstand eigentlich zu schwer ist für den Träger. In solchen Fällen immer ein Hilfsmittel, wie zum Beispiel eine Sackkarre, für den Transport verwenden.

9. Gartenarbeit nicht in gebückter Haltung verrichten. Es ist besser, sich hinzuknien und dabei den Rücken so oft wie möglich gerade zu halten.

10. Einer sportlichen Betätigung nicht ohne die Betreuung eines Trainers nachgehen. Die eigentliche Sportübung nie beginnen, ohne vorher ein ausreichendes «Warm-up» durchgeführt zu haben. Nicht versuchen, untrainiert schwere Übungen zu absolvieren oder spektakuläre Ergebnisse zu erzielen.

11. Eine regelmäßige Kontrolle durch einen Chiropraktiker ist für jeden Menschen ratsam und kann vielen Schäden vorbeugen. Wenn die Lebens- und Arbeitsumstände es erfordern, sollte eine regelmäßige chiropraktische Kontrolle, zum Beispiel halbjährlich, eine Selbstverständlichkeit sein. Vor allem Menschen, die eine schwere körperliche Tätigkeit ausüben, gehören zu dieser Gruppe.

12. Während des Autofahrens immer auf die richtige Haltung achten. Der Sitz sollte der Größe des Fahrers angepaßt sein, so daß es nicht notwendig ist, sich für eine ausreichende Sicht zu strecken. Selbstverständlich sollte ein Autositz so konstruiert sein, daß der Rücken ausreichend gestützt und einer Spannung in den Schultern vorgebeugt wird. Ebenfalls erforderlich sind gute Kopfstützen. Fühlt man sich in dem eingebauten Autositz nicht wohl, sollte der Sitz ausgewechselt werden. Ein ungeeigneter Autositz kann Ermüdungserscheinungen nach dem Autofahren zur Folge haben.

Sicherlich gelten die genannten Hinweise nicht ausschließlich für die Vorbeugung von Rückenschmerzen, auf diese Weise kann auch Nacken-, Schulter- und Armschmerzen vorgebeugt werden. Für den *Nacken- und Schulterbereich* folgen noch einige spezielle Ratschläge:

Nacken- und Schulterschmerzen vorbeugen

1. Versuche, Nacken und Rücken in einer geraden Linie zu halten. Es sollte insbesondere vermieden werden, den Kopf weit nach vorn zu drücken oder mit angehobenem Kinn zu laufen.

2. Vermeide das «Über-Kopf-Arbeiten», denn längeres und/oder häufiges Hochstrecken der Arme löst Muskelverspannungen aus (zum Beispiel während des Fensterputzens).

3. Das Arbeiten und Schlafen in Zugluft sollte vermieden werden. Eine gute Belüftung und ausreichende Frischluftzufuhr ist aber dennoch erforderlich.

4. Durch das Einlegen regelmäßiger Ruhepausen sollte Übermüdungserscheinungen vorgebeugt werden. Besonders bei hohem Arbeitsanfall!

5. Sorge für ausreichende Bewegung. Während der Pausen empfiehlt es sich, an die frische Luft zu gehen. Es ist immer besser, während der Mittagspause einen Spaziergang zu unternehmen, als diese in einer möglicherweise verrauchten Kantine zu verbringen.

6. Zu langes, durchgehendes Arbeiten am Bildschirm eines Computers verursacht Kopfschmerzen und Nackenbeschwerden. Es ist daher auch erforderlich, das Arbeiten am Bildschirm stündlich durch kurze Ruhepausen zu unterbrechen, damit Augen und Schultern für kurze Zeit zur Ruhe kommen. Das Arbeiten am Bildschirm kann zu den schweren körperlichen Tätigkeiten gezählt werden. Eine regelmäßige Kontrolle durch einen Chiropraktiker ist sehr wichtig.

Kopfschmerzen vorbeugen

Bei *Kopfschmerzen* (auch: Migräne) können insbesondere noch die folgenden Hinweise gegeben werden.

1. Wenn festgestellt wurde, daß das Auftreten der Kopfschmerzen mit bestimmten Nahrungsmitteln (oder Getränken) zusammenhängt, liegt es auf der Hand, diese nicht mehr zu sich zu nehmen. Selbst geringe Mengen können bereits Kopfschmerzen verursachen.

2. Entstehen die Kopfschmerzen aufgrund emotionaler Spannungen, sollte versucht werden, diese Spannungen abzureagieren. Man sollte nicht zu schnell glauben, daß dies nicht ginge, denn manchmal kann eine kurzfristige Ablenkung schon Wunder vollbringen. Eine ausreichende Entspannung beugt sicherlich dem Entstehen der Kopfschmerzen weitgehend vor.

3. Ebenso wie bei Nacken- und Schulterschmerzen kann auch bei Kopfschmerzen die Ursache im häufigen Arbeiten mit Computern (aber besonders an einem Bildschirm) liegen. Auch längeres Arbeiten an einer Schreibmaschine kann Kopfschmerzen verursachen. Aus diesem Grunde ist es wichtig, stündlich einige Minuten Pause einzulegen.

4. Insbesondere für Kopfschmerzpatienten gilt: Nicht zu viele Kopfkissen während des Schlafens benutzen. Ein Kissen sollte ausreichen, wobei das Stützen des Nackens am wesentlichsten ist.

5. Das Schlafzimmer sollte stets gut belüftet sein. Vom Schlafen in einem zu warmen Zimmer wird dringend abgeraten.

6. Auch durch das Schlafen auf dem Bauch können Kopfschmerzen entstehen.

7. Arbeite, sitze oder schlafe nicht in Zugluft. Auch während des Autofahrens bei geöffnetem Fenster (im Sommer!) entsteht Zugluft. Diese kann Kopfschmerzen verursachen.

Gesundheit ist eine persönliche Sache. Das Leben so gesund wie möglich zu gestalten ist daher ebenso individuell. Es gibt keine allgemeingültige «Gebrauchsanleitung» für ein gesundes Leben. Die vorher genannten Hinweise sollten deshalb lediglich als eine Richtlinie angesehen werden. Möglicherweise sieht man sogar bei der Suche nach der Ursache und Lösung einer Beschwerde darüber hinweg. Jeder sollte für sich entscheiden, was er als gesund betrachtet und in welchen Punkten er seine Lebensweise eventuell verändern kann. Sind bereits Beschwerden vorhanden, dann muß man vor allem auch selbst nach den Ursachen suchen. Das kann nicht allein dem Therapeuten oder Arzt überlassen werden. Denn auch die Ursachen sind individueller Art. Was bei dem einen nützt, kann einem anderen möglicherweise schaden. Der erste und wichtigste Punkt ist und bleibt, daß man sich der Ursachen bewußt ist.

18.

Ernährung und Gesundheit

Auch wenn in den bisherigen Kapiteln vom chiropraktischen Gedanken ausgegangen wurde, behandelt dieses Buch doch vor allem die Gesundheit. Wenn wir über Gesundheit sprechen, muß auch der Zusammenhang von Ernährung und Gesundheit angeschnitten werden. Es ist schwer festzustellen, ob nun die Körperhaltung der wichtigste Aspekt der Gesundheit ist oder die richtige Bewegung, ein gutes Umfeld oder eine ausgewogene Ernährung. Diese Aspekte sind alle von gleich großer Wichtigkeit. Man kann jedoch behaupten, daß die richtige Ernährung, die für die Erhaltung der Gesundheit von größter Bedeutung ist, einen der am meisten vernachlässigten Faktoren darstellt. Dabei steht fest, daß eine ungesunde Ernährung zu zahlreichen Beschwerden führen kann. Mit unserer Nahrung nehmen wir eine hohe Dosis chemischer Stoffe zu uns, Farb-, Geruchs- und Geschmacksstoffe, die chemischen Mittel zur Förderung des Pflanzenwachstums, die chemischen Insektenvertilgungsmittel, die chemischen Medikamente vom Arzt, die chemischen Schlaf- und Beruhigungsmittel. Ohne daß uns dies bewußt wird, «essen» wir jedes Jahr kiloweise Chemikalien. Ist es dann noch verwunderlich, daß uns jeden Moment Beschwerden bevorstehen? Es kann sogar gesagt werden: Wer versucht, gesund zu leben, wer das Rauchen aufgibt und keine alkoholischen Getränke mehr trinkt, wer von Zeit zu Zeit die frische Luft in der freien Natur genießt, wer auf seine Körperhaltung und sein Gewicht achtet und sich ausreichend bewegt und sich trotzdem weiterhin schlecht ernährt, kann eigentlich ebenso gut alles Vorgenannte auch lassen. Möglicherweise ist die Ernährung doch der Schlüssel für eine perfekte und dauerhafte Gesundheit. Alles deutet darauf hin. Auch innerhalb der chiropraktischen Idee wird darauf hingewiesen. Viele Beschwerden mit denen sich insbesondere ein Chiropraktiker beschäftigt, können die Folge einer schlechten Ernährung sein.

Was ist eine schlechte Ernährung? In den abgepackten Lebensmitteln befindet sich in der Regel zumindest ein geringer Anteil chemischer Stoffe. Es wäre daher ratsam, derartige Lebensmittel nicht zu verwenden. Nicht so eindeutig ist es mit den nicht abgepackten Lebensmitteln. Die Reformhäuser und Naturkostläden bieten auf jeden Fall die Sicherheit, daß es sich hier um Lebensmittel ohne chemische Zusätze handelt. In diesen Läden kann auch ungespritztes Obst und unbehandeltes Gemüse erworben werden.

Viele Menschen bevorzugen «Fast-food», wie Hamburger, Pommes frites, Würstchen etc.; diese Nahrungsmittel sind fett und sehr ungesund, daher ist vom Verzehr abzuraten. Auch Getränke sind mit schädlichen Farb- und Geschmacksstoffen versetzt.

Das Thema Fleisch: Dürfen wir (oder müssen wir sogar) viel Fleisch oder gar kein Fleisch essen. Viele Gesundheitsdiäten kommen ohne Fleisch aus, andere verbieten es dagegen nicht, stellen jedoch fest, daß der Mensch eigentlich kein Fleisch benötigt. Durch die industrielle Massenschlachtung gibt es kaum noch Fleisch ohne chemische Mittel. Den Tieren werden vielfältige Chemikalien verabreicht. Kurz gesagt, das Essen von Fleisch ist unter Gesundheitsaspekten nicht notwendig. Wer der Meinung ist, er könne nicht ohne Fleisch auskommen, der sollte versuchen, Fleisch nur ausnahmsweise zu essen. Eine angemessene Alternative ist der Genuß von Fisch und/oder Geflügel. Im allgemeinen können verschiedene Diäten als nützliche Anleitungen für gesunde Ernährung betrachtet werden. Die einzig richtige Diät ist die, die man sich selbst zusammengestellt hat. Es ist sinnlos, jemandem zu einer Er-

121

nährung zu zwingen, die er nicht mag. Dies würde dazu führen, daß die Diät sehr schnell wieder beiseite geschoben und zu den alten Eßgewohnheiten zurückgekehrt werden würde.

Jeder Mensch sollte das essen, was er mag, aber sich gleichzeitig an bestimmte Grundregeln halten, die die Gesundheit positiv beeinflussen.

Nachstehend wollen wir noch einige Hinweise über Zucker, Salz und Kaffee, über den Gebrauch von Alkohol und über das Rauchen und schließlich über schlechte Eßgewohnheiten geben.

Zucker

Nur wenige wissen, daß Zucker eine ähnliche Wirkung auf den menschlichen Körper hat wie Gift. Wir essen viel zuviel Zucker: Zusätzlich unserer Nahrung zugefügt sowie in Form von Süßigkeiten, Keksen etc. Mit diesen Unmengen an raffiniertem Zucker kämpft unser Körper jeden Tag erneut, und er zeigt deutlich seinen Protest: Magenbeschwerden, Verstopfung, chronische Erkältungen, Gereiztheit, Hautunreinheiten. Der ganze Zucker geht beinahe sofort ins Blut über und führt zu einer starken Erhöhung des Blutzuckerspiegels. Als direkte Reaktion darauf produziert die Bauchspeicheldrüse Insulin, um den Blutzuckerspiegel wieder zu senken. Dies kann dazu führen, daß zu viel Insulin produziert und der Blutzuckerspiegel zu stark gesenkt wird. Der Körper versucht dies zu korrigieren, indem er die natürlichen Zuckerreserven des Körpers beansprucht. Auf diese Weise werden die Vitamin- und Zuckerreserven drastisch reduziert. Die Folgen sind Übermüdung und ein geschwächter Abwehrmechanismus. Dabei wird dem Körper durch eine richtige Ernährung ausreichend Zucker zugeführt, um optimal zu funktionieren. Die Zugabe von raffiniertem Zucker ist nicht nur unnötig, sondern sogar schädlich. Verspürt man trotzdem Bedarf nach zusätzlichem Zucker, so kann man der Nahrung geringe Mengen Honig zufügen.

Salz

Salz ist ein wesentlicher Bestandteil unserer Ernährung. Salz lenkt den kompletten Körperhaushalt. Dies bedeutet aber nicht, daß wir dafür das übliche Speisesalz benötigen. Ein wesentlicher Bestandteil von Speise- oder Tafelsalz ist chemisch gereinigtes Natriumchlorid. Viel besser ist die Verwendung von Meersalz. Dieses wird in Reformhäusern und makrobiotischen Geschäften angeboten.

Kaffee

Die meisten Menschen sind es gewohnt, mehrere Male am Tag Kaffee zu trinken, ohne dabei zu realisieren, daß auch Kaffee eine Droge ist. Das Trinken von Kaffee ist sehr nachteilig für die Gesundheit. Magenbeschwerden können die Folge sein, oder schlimmer noch: eine Störung des Nervensystems aufgrund von Spannungen, die durch Kaffee verursacht werden. Im Krankheitsfall kann sich die Heilung durch das Trinken von Kaffee verzögern. Auf jeden Fall sollte der Genuß von Kaffee auf eine Tasse am Tag eingeschränkt werden. Vielleicht ist es auch möglich, Kaffee durch andere Getränke zu ersetzen, wie zum Beispiel durch Kräutertee oder Mineralwasser.

Und andere Drogen?

Jeder weiß, daß Rauchen schädlich ist. Rauchen wird auch häufig als Aufhänger für die unterschiedlichsten Beschwerden genommen. Denn da «man nun einmal raucht», werden die Beschwerden einfach hingenommen. Wir werden in diesem Buch nicht näher auf das Rauchen eingehen, denn jeder Mensch weiß, welchen Schaden das Rauchen anrichten kann. Letzteres gilt in gleichem Maße für den Genuß von Alkohol, der außer vielen körperlichen auch viele soziale Probleme zur Folge haben kann.

Zum Schluß

Die Art und Weise, in der wir essen und trinken, kann ebenfalls Beschwerden hervorrufen. Wir leben sehr hastig, und das macht sich natürlich auch in unseren Eßgewohnheiten bemerkbar. Wir essen zu schnell und vergessen dabei, daß der Körper Zeit braucht, um die Nahrungsmengen zu verarbeiten. Denn das Essen wird später vom Körper umgesetzt. Nahrung ist lebenswichtig. Es ist ebenfalls wesentlich, daß wir die Nahrung vorher «bearbeiten», dafür verfügen wir über Zähne und Kiefer. Die Nahrung sollte stets gut gekaut und mit Speichel vermischt werden. Wird dies nicht in ausreichendem Maße getan, so kann es zu Beschwerden führen wie: Magen- und Darmbeschwerden, Verstopfung, fettigen Haaren, schlechtem Geschmack, Ermüdungserscheinungen (auch nach dem Aufstehen) usw. Man sollte immer versuchen, bewußt zu essen, langsam und gut zu kauen. Weiterhin sollte bis mindestens vier Stunden vor dem Schlafengehen nicht mehr gegessen werden. Der Körper braucht in der Ruhephase viel mehr Zeit, um die Nahrung zu verdauen, so daß unverdaute Nahrungsreste im Darmtrakt verbleiben können, wenn kurz vor dem Schlafengehen Nahrung aufgenommen wurde. Dies bedeutet eine schwere Belastung für das Verdauungssystem und kann zu Beschwerden führen.

Der Körper benötigt unter normalen Umständen nicht mehr als zwei Liter Flüssigkeit am Tag. Diese zwei Liter muß man nicht jeden Tag zu sich nehmen, da sich in unserer Nahrung eigentlich bereits ausreichend Flüssigkeit befindet. Obst und Gemüse enthalten viel Flüssigkeit und selbst Brot besteht zur Hälfte aus Wasser. Wir brauchen gar nicht zu trinken, es sei denn, wir verspüren Durst, denn Durst ist das einzige Anzeichen, daß der Körper mehr Flüssigkeit benötigt.

Ein gesundes Leben beginnt mit dem Essen gesunder Nahrung, mit der Angewöhnung eines gesunden Eß- und Trinkverhaltens, mit dem Weglassen gesundheitsschädigender Nahrung und/oder Getränke und damit, das Rauchen sowie das Trinken von Alkohol aufzugeben. Ist man hierzu bereit und in der Lage, dann werden sich auch andere Bemühungen positiv auf die Gesundheit auswirken. Ernährt man sich dagegen weiterhin ungesund, raucht und trinkt, dann hat es nur wenig Sinn, zum Joggen oder Trimmen zu gehen, um die frische Luft in der Natur zu atmen, zum Sport zu gehen oder ähnliches. Die Gestaltung eines gesunden und langen Lebens beginnt zu Hause.

19.

Richtig atmen

Eine gute Ernährung, ausreichende Bewegung und die richtige Körperhaltung sind die Faktoren, die zu einer guten Gesundheit beitragen. Wenn wir in uns hineinhören, wissen wir das auch, aber trotzdem schenken wir diesen Faktoren oft nicht die nötige Aufmerksamkeit. Es gibt noch einen weiteren Faktor, der häufig nicht beachtet wird: die richtige Atmung. Die Art zu atmen kann sich auf unsere Körperhaltung auswirken und dies kann wiederum zu vielen Beschwerden führen. Aber was genau ist nun eine richtige, was eine falsche Atmung?

Die richtige Methode ist die sogenannte Bauchatmung (auch Zwerchfellatmung genannt), die schlechte Methode ist die Brustatmung, eine oberflächliche Art zu atmen. Psychotherapeuten behaupten, daß die Atmung immer mehr vom Bauch zur Brust hochsteigt, je größer die Probleme werden. Durch die oberflächliche Art zu atmen kann ein Sauerstoffdefizit entstehen. Die Körperzellen werden dann nicht mehr ausreichend mit Sauerstoff versorgt. Hiergegen wehrt sich der Körper und versucht auf unterschiedlichste Weise an den notwendigen Sauerstoff zu kommen. Das Atmen wird dadurch zu einer anstrengenden Tätigkeit, und dies kann Einfluß auf die Körperhaltung haben. Umgekehrt kann eine schlechte Körperhaltung auch die Art der Atmung beeinflussen. Wenn ein Mensch unter Spannungen und Problemen leidet, verschlechtert sich die Körperhaltung, und so wird das Atmen mühsamer. Manche Therapeuten meinen sogar, daß eine falsche

Atmung die Ursache für einen Herzinfarkt sein kann. Auf jeden Fall kann eine verkehrte Atmung verschiedene Beschwerden hervorrufen. Durch die, aufgrund falscher Atmung, entstehenden Ermüdungserscheinungen und/oder die schlechte Körperhaltung können Muskelverspannungen auftreten. Wir wissen bereits, daß Muskelverspannungen auch zu Subluxationen führen können, nicht zu reden von der am häufigsten auftretenden Beschwerde, der Hyperventilation.

Es ist jedoch einfach, die Atmung zu verbessern. Beginnt jemand mit der Verbesserung seiner Körperhaltung, wird er in den meisten Fällen auch eine Optimierung der Atmung erreichen. Wer noch nicht an einer besseren Körperhaltung arbeitet, kann mit der folgenden Übung beginnen. Sie erzielt eine Verbesserung der Atmung und diese wirkt sich gleichzeitig wiederum positiv auf die Körperhaltung aus:

Nimm auf einem Stuhl mit gerader Rückenlehne Platz und denke bewußt an die Atmung. Wer richtig atmet wird bemerken, daß sich dabei sein Brustkorb kaum bewegt. (Das ist besonders gut bei Babys zu beobachten, da diese von Natur aus richtig atmen.) Achte darauf und versuche, die Ein- und Ausatmung bewußt zu koordinieren. Atme drei Sekunden lang ein und sechs Sekunden lang aus. Gelingt dies in sitzender Position gut, versuche auf die gleiche Weise in anderen Körperlagen zu atmen. Zunächst stehend, dann liegend usw. Wer diese Übungen mehrmals täglich durchführt, zu Hause, im Zug und am Arbeitsplatz, der wird feststellen, daß nach einiger Zeit ganz automatisch eine Bauchatmung durchgeführt wird. Diese wird dann auch während der Ausübung erhöhter Aktivitäten beibehalten, also auch während einer schweren körperlichen Tätigkeit oder der Ausübung einer Sportart.

Durch die Einhaltung einer verbesserten Atmung verschwinden meistens auch die unterschiedlichsten Beschwerden und das allgemeine Befinden wird spürbar besser. Dies macht sich bereits beim morgendlichen Aufstehen bemerkbar. Das Ausdauervermögen steigt und eine eventuell vorhandene Neigung zu Hyperventilation wird ebenfalls rasch verschwinden. Eine bessere Atmung und eine verbesserte Körperhaltung üben auch einen positiven Einfluß auf Streßbeschwerden aus. Muskelverspannungen verschwinden ebenso wie Ermüdungserscheinungen, Schmerzen in der Brustgegend und Beklemmungen. Wer nicht in der Lage ist, seine Atmung selbst zu verbessern, kann jederzeit die Hilfe eines Chiropraktikers in Anspruch nehmen.

20.

Gesündere Lebensführung

Die Chiropraktik gehört zu den Naturheilmethoden. Auch unsere Einstellung, daß die Natur von Zeit zu Zeit ein wenig Hilfe benötigt, basiert auf diesen Vorgängen. Meistens leben wir nicht mehr nach den Gesetzen der Natur, schlimmer noch, oft führen wir unser Leben sogar auf eine unnatürliche Weise, gegen die Natur. Der Mensch ist nicht dafür geschaffen, lediglich hart zu arbeiten, unter Druck zu stehen, fernzusehen und Hamburger zu essen. Natürlich übertreiben wir hiermit, verallgemeinern zu stark, aber wir glauben, daß eine derartige Übertreibung an dieser Stelle erlaubt ist. Der Leser soll von dieser Vorstellung etwas abgeschreckt weden, Zweifel an der eigenen Lebensweise bekommen. Jeder sollte ab und zu darüber nachdenken. Darüber, ob es im Sinne der Natur ist, daß ein Mensch raucht und Alkohol trinkt, sich schlecht ernährt, sich mit Chemikalien vollstopfen läßt und ständig unter Streß arbeitet.

Dieses Buch beschreibt die Chiropraktik als eine natürliche Heilmethode. Wir sollten aber nicht vergessen, daß es wesentlich erstrebenswerter ist, die eigene Gesundheit zu erhalten, als die Hilfe eines Heilkundigen in Anspruch nehmen zu müssen, sei es die eines Chiropraktikers oder eines Arztes. Man sollte sich fragen, ob seine bisherige Lebensweise richtig war, ob man sie eventuell ändern sollte. Der Mensch wird aufgefordert, ein stärkeres Bewußtsein für die Art und Weise seiner Lebensführung zu entwickeln. Dies erfordert einige Opfer, denn eine gesündere Lebensführung beginnt bereits zu Hause und/oder am Arbeitsplatz. Angefangen damit, sich gesunde Verhaltensweisen anzugewöhnen und einige der bisherigen Gewohnheiten abzulegen. Es ist leicht, dieses Bewußtsein zu entwickeln. Jeder muß dies jedoch für sich allein tun. Es gibt keine allgemeingültige Anleitung für ein gesünderes Leben. Jeder Mensch muß für sich persönlich entscheiden, wie er sein Leben gesünder gestalten will.

Positives Denken

Versuche, positiv zu denken. Widme jeden Tag wenigstens kurze Zeit dem Gedanken an die eigene Gesundheit. Einige Minuten, beispielsweise nach dem Aufstehen oder im Wagen während eines Staus, sind bereits ausreichend. Rekapituliere am Ende jedes Tages was alles geschehen ist, und versuche dabei, die gesunden von den ungesunden Faktoren zu trennen. Mag sein, daß diese «Tagesbilanz» erschreckend deutlich macht, wie hoch der Anteil der ungesunden Verhaltensweisen war. Wieviel Bewegung hatte der Körper, wie viele Zigaretten wurden geraucht? Wieviel wurde gegessen, welche Mengen Alkohol wurden getrunken? Mache es zur Gewohnheit, den eigenen Umgang mit der Gesundheit täglich zu überprüfen. Vielleicht stellt sich dadurch eine leichte Besorgnis ein, eventuell auch das Bewußtsein, daß es so nicht weiter gehen kann, daß das Essen, Trinken und Rauchen eingeschränkt und der Anteil an Bewegung vergrößert werden muß. Daß man sich den Spannungen am Arbeitsplatz nicht mehr derart ausliefern darf, daß der Arbeitsdruck vermindert werden muß. Daß gelernt werden muß, Arbeiten zu delegieren oder mit anderen zu teilen. Möglicherweise führen diese täglichen Minuten des Nachdenkens zu einem besseren, einem gesünderen Leben. Die Natur, von der der Mensch ein Teil ist, wird dafür dankbar sein.

Die wenigen Minuten der Besinnung bringen vielleicht

auch weiterführende Resultate mit sich. Es kann sein, daß einem der Wunsch nach mehr Kontakt mit der Natur bewußt wird und man sich fragt, wann dieser abgebrochen wurde. Wie lange ist es her, daß wir der Natur mit der «Mitteilung» den Rücken gekehrt haben, daß wir auch ohne sie auskommen können. Manchmal erschrecken uns die Antworten auf diese Fragen der täglichen Rückbesinnung. Benötigt unser Leben womöglich eine Reorganisation? Wer Schwierigkeiten hat, sich die Frage zu beantworten, was richtig und was falsch ist, kann sich mit einer Parabel weiterhelfen. Das eigene Leben, der eigene Körper sollte als Firma betrachtet werden, in der man beschäftigt ist. Der «Betrieb läuft nicht», wenn zu wenig Aufträge eingehen. Ist der Auftragseingang jedoch so hoch, daß die vorhandenen Kapazitäten nicht ausreichen, wird der Betrieb unter dem permanenten Druck zusammenbrechen. Genauso ist es auch mit unserem Körper. Zusammenbrechen meint in diesem Kontext das Entstehen von Krankheiten und Beschwerden. Bei sportlichen Aktivitäten kann der Mensch sehr hohe Leistungen erzielen, wer hier jedoch zu hoch greift, muß mit Folgeschäden kämpfen. Der Körper meldet sich äußerst unsanft. Er kann dann mit einem Haus verglichen werden, in dem man wohnt. Wird das Haus nicht rechtzeitig gepflegt und durch einen Anstrich geschützt, treten Risse in den Wänden auf. Wer seinen eigenen Körper nicht gut behandelt, wird bemerken, daß dieser protestiert. Der Körper benötigt gute Pflege, ebenso wie eine Pflanze, die gepflegt und mit ausreichend Wasser versorgt werden muß. Werden diese Bedürfnisse nicht erfüllt, geht die Pflanze ein. Erhält der Körper nicht die richtige Pflege, so wehrt er sich. Es ist daher empfehlenswert, positiv zu denken und stets aus dieser Betrachtungsweise die erforderlichen Maßnahmen zu ergreifen. Maßnahmen, um den Körper besser zu behandeln; Maßnahmen, um wieder mehr Nähe zur Natur zu gewinnen, mit ihr Kontakt aufzunehmen und zu erhalten.

Wer versucht, dieses Bewußtsein zu entwickeln, wird irgendwann unweigerlich folgende Fragen stellen: Wie lange ist es her, daß man eine Blume intensiv betrachtet hat? Wann war man das letzte Mal dankbar für die Wärme der Sonne, für das Grün einer Wiese? Wieviel Zeit ist vergangen, seit dem man sich über das Spiel junger Tiere gefreut hat? Wer anfängt, sich solche Fragen zu stellen, nähert sich der Lösung seiner Probleme. Der Schlüssel liegt quasi schon in der Hand, die Tür muß nur noch geöffnet werden, damit man sich wieder mitten in der Natur befindet. «Dafür habe ich keine Zeit», ist eine Ausrede, die nicht akzeptiert werden sollte. Jeder hat Zeit, um zu überlegen und mit der Natur in Kontakt zu treten. Bereits der bewußte Gedanke, daß man selbst zur Natur gehört, ein Teil von ihr ist, stellt schon eine Form des positiven Denkens dar.

Sei offen für Veränderungen. Zu Hause, am Arbeitsplatz und in der Freizeit. Versuche herauszufinden, was als ausgesprochen schön, was als besonders unangenehm empfunden wurde. Letzteres sollte möglichst geändert werden. Versuche ebenfalls, gegen alle unangenehmen Einflüsse von außen einen gewissen Schutz zu entwickeln. Dies ist sicherlich nicht einfach. Wir werden ständig mit schlechten Nachrichten konfrontiert, durch Zeitungen und Fernsehen, zu Hause und während der Arbeit. Versuche zu relativieren, denn an dieser Stelle ist ein wenig Egoismus durchaus erlaubt. Man muß sich nicht jederzeit zurücksetzen. Gesundheit ist nicht nur ein bestimmter Zustand des Körpers. Gesundheit ist auch eine Frage des Geistes, der Art zu denken, der Akzeptanz aber auch der Ablehnung. Stelle ein eigenes «Faß zusammen», bestimme selbst, wann dieses voll ist. Voll mit schlechten Nachrichten, schwerer Arbeit, Spannungen und anderen Einflüssen. Bestimme selbst, wann dieses Faß überläuft. Aber setze das Limit nicht zu hoch an!

Wer sich dessen bewußt ist, wer positiv denkt, wird sich nicht mehr zu schnell von äußeren Einflüssen lenken lassen, sondern kann sein gesundes Leben selbständig führen. Es kommt alles auf das Bewußtsein, das positive Denken, die Rückkehr zur Natur bzw. das Neuentdecken der Natur an.

Wir richten unser Leben noch zu sehr danach ein, daß wir auf die Medizin vertrauen. Wer krank ist, der wird durch sie Hilfe erhalten und dadurch genesen. Möglicherweise ist das auch richtig, wir hoffen es jedenfalls. Aber Krankheiten oder Beschwerden müssen auch als Warnung betrachtet werden, unabhängig davon, wie ernst oder harmlos eine Beschwerde sein mag. Durch eine Beschwerde sollte sich die Lebensweise ändern, das Leben sollte sich nach der Beschwerde deutlich vom Leben vorher unterscheiden. Wir haben im Grunde vergessen, warum wir eigentlich die Hilfe eines Heilkundigen in Anspruch nehmen. Dies sollte nicht nur geschehen, um zu genesen, sondern um nach einer Krankheit oder Beschwerde gesund zu bleiben. Wir sollten aus jeder Krankheit oder Beschwerde lernen. Dazu gehört die Überzeugung, daß das Manko in unserer Art zu leben liegt. Dieser Mangel muß behoben werden. Das bedeutet, ein besseres Bewußtsein zu entwickeln, positiv zu denken, das Leben zu überdenken. Versuche, nach einer Beschwerde oder Krankheit gesünder zu leben. Wer die Warnungen nicht beachten will, der wird erneut gewarnt werden. Doch die Natur wird nicht ewig nur Warnungen von sich geben. Irgendwann kommt der Moment in dem wir ernsthaft erkranken, vielleicht sogar unheilbar krank werden. Die Natur will nicht mehr ihrer Aufgabe nachgehen, weil sie «genug hat», es nicht mehr in dieser Weise bewältigen kann.

Denke positiv, entwickle das notwendige Bewußtsein und kehre zur Natur zurück. Wenn eine Krankheit geheilt ist, bedenke, daß nun der erste Tag des restlichen Lebens beginnt. Wir sollten der Natur dankbar sein, daß sie es uns ermöglicht, ein neues Leben zu beginnen.

21.

Häufige Fragen über Chiropraktik

1. Ist die Chiropraktik eine neue Heilmethode?
Die Chiropraktik, in der Form wie sie heutzutage angewandt wird, ist ungefähr hundert Jahre alt. Das bedeutet, daß diese Heilmethode tatsächlich als neue Methode betrachtet werden kann. Es sollte jedoch bedacht werden, daß es schon vor fünftausend Jahren heilkundige Anwendungen gab, die sehr stark an die heutige Chiropraktik erinnern.

2. Benötigt ein Patient die Überweisung eines Arztes, um einen Chiropraktiker zu konsultieren?
Nein, im Prinzip nicht. Jeder kann mit seinen Beschwerden ohne die Überweisung eines Arztes oder Spezialisten zu einem Chiropraktiker gehen. Es kann jedoch sein, daß die jeweilige Krankenkasse oder Krankenversicherung eine Überweisung verlangt bzw. nicht oder nur zum Teil für die Behandlungskosten aufkommt.

3. Wie lange dauert eine Behandlung durch einen Chiropraktiker?
Dies ist von Patient zu Patient sehr unterschiedlich und hängt außerdem von der Art und Schwere des Leidens ab. Manchmal wird die Beschwerde schon durch eine einstündige Behandlung gebessert, meistens ist jedoch eine Serie von sechs bis zehn Behandlungen erforderlich.

4. Ist eine Behandlung sehr kostspielig?
Der erste Besuch beim Chiropraktiker kann etwas teurer sein als die nachfolgenden Besuche, da dieser mehr Zeit in An-

spruch nimmt. Dies liegt daran, daß zunächst eine gründliche Untersuchung erfolgt und eventuell auch Röntgenaufnahmen erstellt werden.

5. Kann eine Behandlung gefährlich sein?
Nein, die Behandlung ist nie gefährlich. Der Chiropraktiker arbeitet ausschließlich mit seinen Händen. Medikamente und/oder Operationen kommen niemals in Frage. Stellt sich heraus, daß der Chiropraktiker eine spezifische Beschwerde nicht behandeln kann, verweist er den Patienten an einen anderen Therapeuten, Arzt oder Spezialisten.

6. Hilft Chiropraktik bereits direkt nach einer Behandlung?
Es kommt vor, daß ein Patient direkt nach einer Behandlung eine Besserung verspürt bzw. eine Linderung der Schmerzen verzeichnen kann. Ebenso kann aber auch das Gegenteil eintreten, daß sich der Patient nach der Behandlung für kurze Zeit schlechter fühlt als vorher. Dies ist jedoch ein normales und positives Zeichen dafür, daß die vorhandene Beschwerde auf die Behandlungsmethode reagiert. Nach einigen Behandlungen wird sich der Patient in jedem Fall besser fühlen.

7. Was wird der Chiropraktiker unternehmen, wenn er nicht helfen kann?
In so einem Fall wird der Chiropraktiker den Patienten an einen anderen Therapeuten, Arzt oder Spezialisten verweisen. Dank seiner Ausbildung ist der Chiropraktiker befähigt, die richtige Diagnose zu stellen, auch bei Beschwerden, die er nicht selbst behandeln kann.

8. Ist der Weg zum Chiropraktiker nur im Krankheitsfall sinnvoll?
Sicher nicht, denn ein Chiropraktiker kann auch vorbeugend tätig werden. Es ist empfehlenswert, regelmäßig einen Chiropraktiker zu konsultieren und, beispielsweise halbjährlich, eine Kontrolluntersuchung durchführen zu lassen. Letzteres gilt für jeden, insbesondere aber für Kinder, ältere Menschen, Sportler und Menschen, die einer schweren körperlichen Tätigkeit nachgehen.

9. Ist Chiropraktik nur für Erwachsene geeignet?

Chiropraktik ist bei jedem anwendbar, sowohl bei vorhandenen Beschwerden als auch zur Prophylaxe. Gerade Kinder toben manchmal sehr ausgelassen und laufen dabei Gefahr, sich eine Verletzung der Wirbel zuzuziehen. Es ist daher wichtig, daß Eltern ihre Kinder von Zeit zu Zeit von einem Chiropraktiker untersuchen lassen. Dadurch kann schlimmeren Schäden vorgebeugt werden, vor allem Folgeschäden, die sich eventuell erst Jahre später bemerkbar machen würden.

10. Kann ein Chiropraktiker auch helfen, wenn keine eigentliche Krankheit, sondern eine Sportverletzung vorliegt?

Die Chiropraktik ist bestens für die Behandlung derartiger Beschwerden geeignet. In den Vereinigten Staaten lassen sich Spitzensportler häufig von Chiropraktikern begleiten. Sport und Chiropraktik passen ausgezeichnet zusammen.

11. Ist die Behandlung schmerzhaft?

In den meisten Fällen wird der Patient nichts von der Behandlung spüren. Manchmal muß der Chiropraktiker etwas mehr Druck auf die Wirbel oder Gelenke ausüben, eine Handlung, die zwar spürbar, aber sicherlich nicht schmerzhaft ist.

12. Können sich die Beschwerden nach Beendigung der Behandlung wieder einstellen?

Es ist in jedem Fall sinnvoll, nach Abschluß der Behandlung in gewissen Abständen eine Kontrolle durch den Chiropraktiker vornehmen zu lassen. Wenn die nützlichen Hinweise des Chiropraktikers nicht oder nicht ausreichend beachtet werden, kann dies dazu führen, daß die Beschwerden nicht auftreten.

13. Werden auch Medikamente verschrieben?

Es werden nie chemische Medikamente verschrieben, lediglich Vitamine und Mineralien. Ein Chiropraktiker wird auch Hinweise bezüglich einer gesünderen Ernährung geben, da eine schlechte Ernährung zu Beschwerden führen kann. In diesem Zusammenhang könnte eine gesunde Ernährung als «Medikament» angesehen werden.

136

14. *Kann ein Patient auch im Krankenhaus eine chiropraktische Behandlung erhalten?*

Im Prinzip nicht. Es kann aber sein, daß der im Krankenhaus behandelnde Arzt oder Therapeut ein Befürworter der Chiropraktik ist, so daß dadurch die Möglichkeit einer derartigen Behandlung besteht. Am besten ist es, dieses zu erfragen.

15. *Rückenschmerzen: Ist ein Chiropraktiker geeigneter als ein Physiotherapeut?*

Eine physiotherapeutische Behandlung von Rückenschmerzen besteht meistens aus Übungen sowie Korrekturen der Körperhaltung. Manchmal wird der Patient auch massiert. Ein Physiotherapeut ist sicherlich ein guter Therapeut, der Chiropraktiker handelt jedoch aus einer völlig anderen Betrachtungsweise heraus. Eine Betrachtungsweise, die tiefer geht und sich vor allem auf das richtige Funktionieren des Nervensystems richtet.

16. *Wird die Chiropraktik auch von Ärzten angewandt?*

In wenigen Fällen wird Chiropraktik von Ärzten selbst praktiziert. Die Zahl der Ärzte, die den Wert der Chiropraktik anerkennen und ihre Patienten an einen Chiropraktiker überweisen, wächst jedoch stetig.

17. *Kann ein Chiropraktiker Krebs heilen?*

Einige Strömungen bejahen dies, aber kein Chiropraktiker würde einem Patienten gegenüber behaupten, daß er Krebs heilen könne. Es sind jedoch Fälle bekannt, bei denen das Wachstum des Krebsgeschwüres nach einer chiropraktischen Behandlung zum Stillstand gebracht wurde. Außerdem kann der Chiropraktiker etwas gegen die durch Krebs verursachten Schmerzen unternehmen bzw. diese lindern.

18. *Wie finde ich einen zuverlässigen Chiropraktiker?*

Zuverlässig ist jeder Chiropraktiker, der die Ausbildung erfolgreich abgeschlossen hat. Die Adressen zuverlässiger Chiropraktiker sowie ihrer Organisationen findet man im Telefonbuch, bei Ärzten oder Krankenkassen.

19. Wann sollte eine Behandlung durch einen Chiropraktiker erfolgen?

Man kann sich bei vielen und auch sehr unterschiedlichen Beschwerden bei einem Chiropraktiker in Behandlung begeben. Die aufgeführten Beschwerden sollten in jedem Fall als Symptome für ein bereits angegriffenes Nervensystem bzw. als Warnung des Nervensystems betrachtet werden, daß eine Schädigung bevorsteht. Wer diese Signale erkennt, sollte sich so schnell wie möglich an einen Chiropraktiker wenden: Kopfschmerzen, Nervosität, schmerzende Gelenke, Steifheit im Nackenbereich, Schulterschmerzen, Rückenschmerzen, Schmerzen in den Armen und/oder Beinen, taubes oder steifes Gefühl in Händen und/oder Füßen, chronische Ermüdungserscheinungen.

20. Welche Hinweise kann der Patient von einem Chiropraktiker erwarten?

Der Chiropraktiker wird dem Patienten, abhängig von der Art und Schwere der Beschwerden, Ratschläge geben, die sich auf ein gesünderes Umfeld sowie eine bessere Körperhaltung und Bewegung beziehen. Außerdem wird er Hinweise zur gesünderen Lebensweise geben.

21. Hat die Chiropraktik etwas mit der manuellen Heilkunde und/oder der Osteopathie zu tun?

Nicht viel, die manuelle Heilkunde und die Osteopathie sind andere Methoden, denen auch eine andere Betrachtungsweise zugrunde liegt. Auch in der Behandlungsmethode unterscheiden sich die einzelnen Methoden, die jeweiligen Unterschiede wurden erläutert.

22. Kann die Chiropraktik zusammen mit anderen Therapien, beispielsweise mit der Akupunktur oder der Homöopathie angewandt werden?

Es kann sein, daß hiergegen Bedenken bestehen. Dies hängt im Einzelfall auch von der Art der Beschwerde ab. Außerdem ist es eigentlich unnötig, mehrere Therapeuten gleichzeitig zu konsultieren. In jedem Fall sollte vorher mit dem behandelnden Chiropraktiker über diese Idee gesprochen werden.

23. Werden die Behandlungskosten von den Krankenkassen oder Krankenversicherungsgesellschaften erstattet?

Die Krankenkasse übernimmt die Behandlungskosten nur, wenn eine zusätzliche Versicherung abgeschlossen wurde. Wer privat versichert ist, bekommt die Kosten in den meisten Fällen erstattet.

24. Kann man Rückenschmerzen selbst vorbeugen?

Sicherlich kann viel unternommen werden, um Rückenbeschwerden vorzubeugen. Im Kapitel «Beschwerden selbst vorbeugen» sind diverse nützliche Hinweise zu finden. Wer sich zu einem Chiropraktiker in Behandlung begibt, kann außerdem sicher sein, daß dieser ebenfalls wichtige Ratschläge geben wird, wie Rückenschmerzen (und anderen Schmerzen) zukünftig vorgebeugt werden kann.

25. Sollte eine Frau während der Schwangerschaft zu einem Chiropraktiker gehen?

Gerade eine werdende Mutter läuft Gefahr, daß sich Rückenschmerzen einstellen. Schließlich muß sie mehrere Monate lang eine «schwere Last» tragen. Der Chiropraktiker kann der werdenden Mutter bei bestehenden Rückenbeschwerden ebenso helfen, wie bei diversen Beschwerden. Er kann auch dafür sorgen, daß die Beschwerden nicht wieder auftreten. Bereits während einer Schwangerschaft können viele Umstände auftreten, die zu einer Schädigung des Babys führen können. Der Chiropraktiker wird eine Mutter während der Schwangerschaft und nach der Entbindung beraten. Eine Beratung, die sich sowohl auf die Mutter als auch auf das Kind bezieht.

22.

Anhang

Fachworterklärungen

Chiropraktik
Eine Heilmethode (siehe Holismus), die das Ziel hat, die ganzheitliche Gesundheit des Menschen zu fördern, zu unterstützen und gegebenenfalls wiederherzustellen, indem die Kommunikationsstörungen innerhalb des Nervensystems mit Hilfe mechanischer Impulse aufgehoben werden.

Chiropraktik, funktionelle
Wird auch als neuro-physiologische oder moderne Chiropraktik bezeichnet. Die funktionelle Chiropraktik versucht, die Stellen des Nervensystems zu entdecken, die nicht optimal funktionieren und geht nur in geringem Maße auf Wirbelschiefstände oder dergleichen ein (Subluxationen). Siehe hierzu auch: strukturelle Chiropraktik.

Chiropraktik, strukturelle
Sie wird auch als biomechanische Chiropraktik bzw. als klassische Chiropraktik bezeichnet. Ein struktureller Chiropraktiker sucht vor allem nach Abweichungen im Stand der Wirbel und anderer Körperteile. Diese Abweichungen werden als Subluxationen bezeichnet.

Foramina intervertebrale
Öffnungen zwischen den Wirbeln (Zwischenwirbellöcher), durch die die Nervenwurzeln verlaufen.

Holismus
Eine Lehre, die die Lebensumstände ganzheitlich betrachtet
und nicht als Summe von Einzelteilen.

Manuelle Therapie
Eine Therapie, die ausschließlich unter Zuhilfenahme der
Hände durchgeführt wird. Das bedeutet, daß die Behandlung
ohne die Verwendung von Medikamenten und/oder Bestrahlungen bzw. ohne die Durchführung von Operationen erfolgt.

Mechanischer Impuls
Unter mechanischen Impulsen verstehen wir Impulse, die mit
Hilfe der Hände oder bestimmter Geräte gegeben werden. Ein
Impuls kann zum Beispiel aus einem leichten Druck bestehen.

Mobilisation
Eine Handlung, die vom Chiropraktiker ausgeübt wird, um
Blockaden in den Wirbelsegmenten zu beseitigen, wodurch
Störungen im Nervensystem aufgehoben werden.

Nervenimpulse
Die Impulse, die von den Nerven an die Organe weitergeleitet
werden. Ohne diese Impulse können die Organe und das Organgewebe ihre Aufgabe nicht optimal erfüllen. Aus diesem
Grunde können die Nervenimpulse auch als Energie betrachtet werden.

Nervensystem, peripheres
Das periphere Nervensystem besteht aus den Nervenbahnen,
die nicht zum zentralen Nervensystem gehören. Es verbindet
dieses jedoch mit dem restlichen Körper.

Nervensystem, vegetatives bzw. autonomes
Der Teil des Nervensystems, der für die sogenannten «unwillkürlichen Körperprozesse» verantwortlich ist, wie zum Beispiel für die Verdauung, die Geschlechtsorgane, die Blutgefäße
und die Ausscheidungsorgane.

Palpation, in Ruhe
Unter einer Palpation wird das Abtasten der Wirbelsäule verstanden. Die «static palpation» wird am ruhig liegenden Patienten ausgeführt.

Palpation, in der Bewegung
Darunter wird das Abtasten der Wirbelsäule verstanden. Auf diese Weise spürt der Chiropraktiker die Subluxation auf. Bei der Palpation in der Bewegung muß der Patient verschiedene Haltungen einnehmen (sitzend, stehend und liegend), während er untersucht wird.

Rückenmark
Ein Bündel aus 32 Nervenpaaren, welches sich im Hohlraum (Rückenmarkskanal) der Wirbelsäule befindet und vom Kleinhirn bis in die Lendenwirbel verläuft. Der Rückenmarkskanal wird von Knochen (den Wirbeln) geschützt, beides zusammen bildet die Wirbelsäule. Innerhalb des Rückenmarks fließt eine cerebrospinale Flüssigkeit, die von großer Bedeutung für den Transport der Nervenimpulse ist.

Subluxation
Bezeichnung für einen Wirbelschiefstand, der eine Störung innerhalb des Nervensystems verursachen kann.

Zwischenwirbelscheiben bzw. Bandscheiben
Dies sind aus Knorpel bestehende, federnde Scheiben zwischen zwei Wirbeln. Sie erfüllen eine Stoßdämpferfunktion, so daß Stöße nicht von den Wirbeln aufgefangen werden müssen.